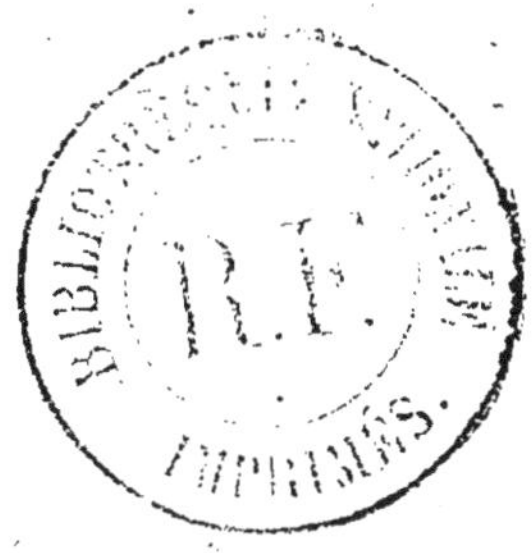

OBSERVATIONS

SUR L'OPÉRATION

CÉSARIENNE

A LA LIGNE BLANCHE.

OBSERVATIONS

SUR L'OPÉRATION

CÉSARIENNE

A LA LIGNE BLANCHE;

ET SUR L'USAGE DU FORCEPS

LA TÊTE ARRÊTÉE AU DÉTROIT SUPÉRIEUR.

Par M. F. A. DELEURYE,

*Professeur & Démonstrateur des Accouchemens
aux Écoles Royales de Chirurgie.*

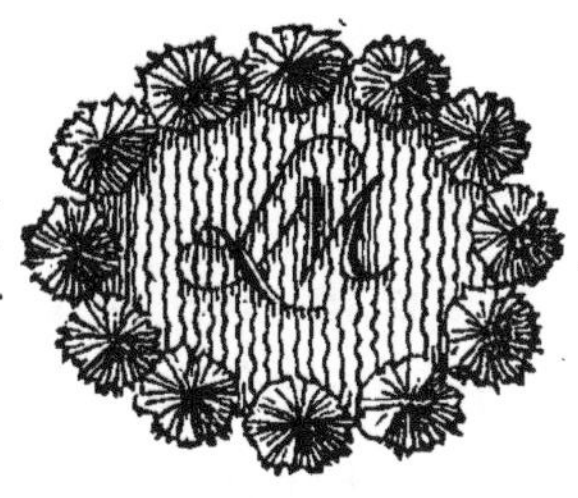

A PARIS,

DE L'IMPRIMERIE DE MICHEL LAMBERT,
rue de la Harpe, près S. Côme.

M. DCC. LXXIX.

Avec Approbation & Privilège du Roi.

OBSERVATIONS

SUR L'OPÉRATION

CÉSARIENNE

A LA LIGNE BLANCHE.

Les succès bien conſtatés de l'Opération Céſarienne, ne laiſſent aucun doute
qu'elle ne ſoit l'une des plus importantes
que l'Art ait imaginées. Mais on la regarde en même-tems, & avec raiſon,
comme l'une des plus graves & des plus
dangereuſes pour les ſuites.

Il faut même convenir que quelquefois
les ſuites ont été funeſtes ſous la direction
d'habiles Maîtres, qui n'ont rien omis

A

de tout ce que la prudence & les lumières leur ont infpiré, tandis que le fuccès le plus complet a couronné la même opération faite fans art & fans méthode.

Quelle eft la raifon de cette différence? Nous en parlerions avec plus de certitude, fi nous avions plus de connoiffance de chacune des tentatives, fi tous ceux qui ont pratiqué cette opération, nous euffent laiffé les détails circonftanciés de leurs procédés, & fur-tout de leur méthode curative. Mais, on le fait, nous n'avons fur cet objet que des généralités; aucun Maître depuis *Rouffet*, qui a fait l'Ouvrage fi connu fur cette opération, mais dans lequel il n'eft queftion que du manuel, n'en a traité particulièrement; & tous nos Livres ne donnent que des notices des faits, & nullement des fuites heureu- fes ou malheureufes.

Il feroit à fouhaiter qu'une auffi grave opération fût confignée dans nos annales toutes les fois qu'elle eft pratiquée, & que le Chirurgien en donnât, avec la plus fcru-

puleuſe exactitude, tous les détails depuis la préparation juſqu'à la fin du traitement : l'Art y gagneroit inconteſtable-
ment ; la comparaiſon des procédés di-
vers éclaireroit ſur les événemens, ſur
leurs cauſes ; & du concours des lumières,
on verroit bientôt éclorre les moyens
d'éloigner les dangers, de rendre la
réuſſite moins équivoque, & d'aſſurer les
précautions à prendre contre les accidens
& les circonſtances.

Tel eſt le but de cet Ouvrage. Je commence à exécuter ce que je deſirerois que
mes Confrères fiſſent à mon exemple.
J'ai eu le bonheur de voir mes ſoins ré-
compenſés par le ſuccès dans une opération de cette nature, mais exécutée par
un procédé nouveau ; j'ai mis au traitement toute l'attention & la prudence
dont j'étois capable, & l'on juge aſſez que
j'ai cherché à me rendre raiſon de tous
les événemens qui ont pu troubler ou
favoriſer la cure.

Je vais donner les détails de mon procédé; je n'ai eu pour objet que le bien de l'humanité & les progrès de l'Art. Je me croirai trop heureux si mes Confrères jugent que j'ai fait quelques pas dans cette carrière si difficile, & sur-tout si mon travail peut leur servir de base pour pénétrer plus avant.

Avant de rendre compte de ce que j'ai fait, je crois devoir faire précéder quelques réflexions préliminaires.

En général, pour juger sainement des accidens qui surviennent à la suite de l'Opération Céfarienne, & pouvoir les prévenir, il faut bien se garder de confondre ce qui résulte de l'état de la matrice, de celui de la malade, le procédé opératoire, & l'usage des moyens curatifs. Ce n'est qu'en particularisant ces différens points, qu'on parviendra à avoir des notions distinctes sur cette matière intéressante.

1°. Il n'est que trop ordinaire d'être appelé dans ces cas désespérés, où l'on a fait mal-à-propos des tentatives pour

terminer par les voies naturelles un ac-
couchement qu'elles ne permettent pas : plus on a cru devoir espérer de ces moyens infructueux, plus on a irrité, tiraillé, meurtri & contondu les parties. La matrice agacée, & qui depuis un tems plus ou moins long, a fait des efforts inutiles pour se débarrasser, se trouve dans un état d'érétisme, de phlogose & de convul-
sion, qui met la vie de la mère dans le plus grand danger.

2°. La malade fatiguée, tourmentée par les contractions inefficaces de la matrice, qui produisent chez elle les dou-
leurs les plus violentes ; accablée par les vains efforts qu'on a faits, est dans une agitation de corps & d'esprit qui occa-
sionne une inflammation générale, & le trouble de toutes les fonctions.

Si, dans ces circonstances défavorables, & dans un danger imminent, l'Opération Césarienne paroît encore, comme elle l'est en effet, une ressource pour sauver la vie de l'enfant, quel succès peut-on s'en promettre pour la mère? Il eſt preſque certain qu'elle y ſuccombera; mais, dans ce cas même, peut-on mettre le défaut de réuſſit ſur le compte de l'opération? Non ſans doute.

Pour tirer un prognoſtic juſte d'une opération quelconque, il faut la débarraſſer des circonſtances qui lui ſont étrangères : ici, il y en a pluſieurs qui mettent la malade dans le plus grand danger.

L'inexpérience de la perſonne chargée des premiers ſoins, & qui a perdu en tentatives inutiles, & en efforts infructueux, un tems ſi précieux.

La ſuite de ces efforts, qui, au danger réel de la ſituation, ont ajouté un nouveau mal, & ſur-tout qui ont infructueuſement épuiſé les forces de la malade.

Enfin, l'inflammation excitée par les tentatives redoublées mal-à-propos, & malgré laquelle il faut opérer.

Tout concourt à rendre les ſuites de l'opération funeſtes.

Mais qu'un homme éclairé préside au traitement, toutes ces circonstances disparoîtront ; il saura au premier coup-d'œil si le bassin est assez spacieux ; une fois assuré de la négative, il évitera la perte du tems, les efforts inutiles ; & loin d'ôter à la malade les ressources naturelles que la nature lui ménage, il les entretiendra ; enfin il employera, pour lui faire soutenir l'opération, ces forces que l'ignorant consume en tentatives inefficaces & meurtrières.

C'est alors, on n'en sauroit douter, que l'Opération Césarienne doit réussir, parce qu'il n'y a pas de complication, & qu'à l'inflammation particulière de la plaie, n'est pas jointe l'inflammation générale, qui seule suffit, pour faire périr la malade.

Ce n'est pas que l'Opération Césarienne ne puisse réussir, quoique faite dans le cas le plus désespéré. L'observation suivante en est une preuve.

Une femme des environs de Compiègne s'eſt préſentée en 1778 à M. *Pipelet* le jeune, par le beſoin d'un bandage contentif pour ſoutenir les viſcères à l'endroit d'une grande cicatrice au bas-ventre, ſuite de l'Opération Céſarienne qui lui avoit été faite au mois d'Octobre 1772. MM. *Louis, Pipelet l'aîné, de la Malle, de Buſſac & Dupuis,* qui ont examiné cette femme, ont vu une cicatrice tranſverſale, qui s'étendoit depuis l'ombilic juſqu'au-deſſous des côtes du côté droit. Cette cicatrice avoit ſept pouces d'étendue ; la foibleſſe des parties contenantes permettoit aux inteſtins & à l'épiploon de faire ſous ces tégumens une tumeur auſſi volumineuſe qu'un gros melon. L'opération avoit été faite ſans néceſſité, puiſque la femme étoit bien conformée, & qu'elle a eu depuis, au mois de Novembre 1775, un accouchement naturel & heureux.

L'enfant avoit perdu la vie avant l'opération, & la mère étoit dans le plus grand danger ; elle avoit été tourmentée pen-

dant huit heures de tentatives infructueu-
ses par une Sage - Femme de Village ;
très-mal fecourue par deux Chirurgiens,
qui fe déterminèrent, contre toute raifon, à l'Opération Céfarienne, & la
pratiquèrent contre toutes les règles de
l'Art. Cependant elle a réuffi, & la plaie
a été cicatrifée parfaitement dans l'efpace
de cinq femaines, fans accidens remar-
quables.

Voilà donc une Opération Céfarienne
fuivie de fuccès, malgré tous les dangers
qui devoient le rendre contraire ; mais
de tels exemples ne font faits ni pour
illuftrer l'Art, ni pour l'éclairer. Ils éta-
bliffent la poffibilité de la cure fans en
donner les moyens ; & c'eft à ce dernier
objet que l'Artifte doit feulement s'appliquer. Tâchons de les développer.

La première règle à établir fur cette
opération, eft de juger d'avance de l'im-
poffibilité de l'accouchement par les voies
naturelles.

Je ne crois pas néceffaire d'entrer dans

tous ces détails. On les trouve très - bien décrits dans les Mémoires de M. *Simon*, Tom. I & II *in-4°*. de ceux de l'Académie, dans les Ouvrages de M. *Levret*, fur-tout dans le Volume où il eft parlé des accouchemens laborieux.

Je dirai feulement que les vices de conformation des parties dures, font ceux où l'Art ne peut être d'aucune utilité, & où il faut de néceffité recourir à l'opération. Le vice le plus confidérable de tous, qui, en apparence, ne paroît pas dangereux, c'eft la mauvaife difpofition des pubis, & lorfqu'ils font de niveau avec la faillie fupérieure du facrum ; dans ce cas, le détroit fupérieur eft très-rétréci de derrière en devant ; le diamètre latéral n'eft point changé ; & tout ce qui forme le détroit inférieur eft d'une étendue plus confidérable qu'à l'ordinaire, l'os facrum fe rejetant en arrière par fa partie inférieure.

Ce vice eft affez difficile à connoître ; il peut même tromper l'homme de l'Art

qui jugeroit d'après la difpofition du diamètre inférieur de celle du fupérieur.

Ceci prouve la néceffité d'être familia-
rifé avec le baffin, d'en bien connoître
toutes les dimenfions, & la plupart des
vices qui peuvent altérer fa forme, & de
s'être fait une telle habitude (qu'on ne
peut acquérir qu'avec un grand ufage)
que, par le toucher, on juge de la faine
ou mauvaife conformation des parties
qu'on palpe.

Cette connoiffance préalable acquife,
il faut éviter de faire naître les accidens
étrangers; les plus dangereux font ceux qui
naiffent de l'irritation de la matrice; que
l'Opérateur ait foin de fe garder de tout
ce qui pourroit l'occafionner, qu'il ne faffe
aucune tentative inutile, parce qu'aucune n'eft indifférente, & que toutes
font pernicieufes.

On doit procéder à l'opération fans
délai comme fans précipitation. Il y a
un jufte milieu à prendre, & l'inftant de
la nature à faifir. Il ne feroit pas prudent

d'opérer dès les premières contractions que la femme éprouve : la raifon eft fenfible ; on rifqueroit, en débarraffant trop promptement la matrice, de la laiffer dans une inertie qui pourroit avoir de grands inconvéniens. Il en réfulteroit infailliblement une perte qui, fans doute, conduiroit la malade au tombeau.

Ne craint-on pas cette perte dans l'accouchement naturel? A plus forte raifon fera-t-elle dans le cas d'arriver ici, où l'on diminue la force contractive de ce vifcère, par une grande folution de continuité à fes fibres, & fur-tout par l'obligation indifpenfable où l'on fe trouve de faire fur le champ, & fans délai, l'extraction du placenta.

Il faut donc attendre que la matrice fe foit déjà contractée, que fon orifice foit raifonnablement dilaté, que les membranes qui renferment les eaux foient rompues avant que de procéder à l'opération.

Selon quelques Praticiens, on la fera avec plus d'avantage immédiatement après l'écoulement des eaux : pour moi, je crois que cet avis ne peut pas toujours être suivi à la lettre, les contractions de la matrice ne sont pas les mêmes chez toutes les femmes, les fibres de ce viscère ont plus de force & de vigueur chez certaines ; alors les contractions étant plus vives, plus fortes, plus rapprochées, le tems entre l'écoulement des eaux & l'opération, ne doit pas être si long, ce seroit donner le tems à la matrice de se phlogofer ; accident qui mettroit la femme dans un état d'érétisme, & conduiroit à l'inflammation. Il est évident que, dans ce cas, l'enfant, ferré de toutes parts par une matrice si forte & si vigoureuse, périroit certainement, & que l'Artiste ne tireroit peut-être aucun fruit de son opération.

Dans un Sujet dont le tissu de la fibre est lâche & mol, dont les contractions n'ont pas la même vigueur, si l'on opéroit trop tôt, on empêcheroit la matrice de se contracter assez pour ne pas craindre

la perte ; l'enfant feroit fain & fauf ;
mais on n'auroit que la moitié du fuccès,
& la mère feroit dans le plus grand
danger.

L'opération fera encore favorifée par
les précautions prifes antérieurement, fi
le tems l'a permis. Ces précautions feront
relatives à la conftitution particulière de
la femme : il y en a qu'il faut faigner
plufieurs fois , & fur-tout dans le dernier
mois ; la purgation fera plus néceffaire à
d'autres, les lavemens, un régime adou-
ciffant : enfin , il faut employer tout ce
qui tendra à diminuer & prévenir l'éré-
tifme. Je dis plus , il eft important de ne
pas laiffer à la femme trop de forces,
ou plutôt trop de roideur dans la fibre,
dont le plus ou moins d'élafticité ne peut
que la difpofer utilement à l'opération.

Je fais que fi l'on n'eft pas prévenu,
que fi l'on n'a été appelé qu'à la dernière
extrémité, il n'eft pas poffible de prendre
toutes ces précautions; mais alors une ou
deux faignées faites à peu de diftance,

balanceront au moins l'état d'érétifme où fe trouve la malade. Il faut auffi faire ufage des bains pour détendre & relâcher la fibre; des lavemens pour vuider le rectum, le débarraffer des matières qui peuvent y être amaffées; enfin, on doit faire tout ce que permet la circonftance & le peu de tems qu'elle donne.

Dans tous ces cas, avant d'opérer, il eft néceffaire de s'affurer de la vie de l'enfant; car, s'il eft mort, il vaut mieux l'extraire par les moyens que l'Art ehfeigne, que de tenter l'opération.

Quant à la manière d'y procéder, c'eft un point fur lequel j'ai toujours penfé que l'Art avoit des progrès effentiels à faire; & l'opération que j'ai pratiquée, & dont je vais rendre compte, m'a confirmé dans cette opinion.

Heifter, qui, dans fes Inftitutions de Chirurgie, tom. II, a donné, d'après les meilleurs Auteurs, les notions qu'il a cru les plus exactes fur la méthode d'opérer, eft bien loin d'avoir connu les perfections dont elle étoit fufceptible. Pour s'en convaincre, il ne faut que lire cet article; on y trouve l'hiftorique du procédé ordinaire, c'eft-à-dire, de faire l'incifion du côté droit. Le Chirurgien, dit-il, doit être placé à celui des côtés de la malade où il croira avoir le plus d'aifance : *Ad latus Ægræ quod commodiſſimum ipſi videtur.*

Cette raifon ne peut pas être déterminante, puifqu'il peut y avoir un motif pour préférer un côté à l'autre. L'obfervation fuivante va fervir de preuve à ce que j'avance.

Dans l'opération faite en 1740, fous les yeux des principaux Membres de l'Académie, & dont il eft fait mention dans fes Mémoires, l'Opérateur choifit le côté gauche pour le lieu de l'incifion, parce qu'il y avoit une dureté fquirrheufe à l'épiploon du côté droit, & une prééminence du côté oppofé, par la pofition oblique de l'enfant. Il peut donc y avoir un motif pour opérer fur un côté préférablement à l'autre ; & l'homme éclairé ne

manquera

manqùera d'être attentif à cette circonftance.

Heifter, ou plutôt tous les Auteurs
d'après lefquels il a écrit, recommandent
une incifion longitudinale du côté droit,
de huit à dix pouces entre le nombril
& l'épine antérieure & fupérieure des os
des ifles : on n'ouvre d'abord que la peau
& le tiffu adipeux ; on incife après dans
la même étendue les deux mufcles obliques & le tranfverfe. On prefcrit la plus
grande circonfpection pour l'ouverture
du péritoine, où l'on dit qu'il ne faut
faire d'abord qu'une très - petite incifion
avec le biftouri, de crainte de bleffer
quelqu'une des parties contenues dans la
capacité du bas-ventre ; on indique enfuite
les précautions pour donner à l'ouverture
du péritoine l'étendue convenable fans
aucun rifque, à l'aide des cifeaux dirigés
par le doigt, ou du biftouri boutonné conduit dans la cannelure d'une fonde.

Il eft certain, quoique les Anciens
n'en ayent pas toujours fait mention,

peut-être auſſi regardoient-ils cet accident comme inſéparable de l'opération, que les inteſtins, dans la manière ordinaire d'inci-ſer, devoient ſe préſenter à l'ouverture du bas-ventre, lors même qu'on y apportoit le plus de prudence & de dextérité. Tous les Praticiens conviennent aujourd'hui de ce fait.

L'obſervation de 1740 apprend que l'in-ciſion eut à peine pénétré dans la capacité du bas-ventre, qu'il ſe préſenta une portion des inteſtins, laquelle fut retenue & couverte par la main d'un des Conſul-tans, pour donner à l'Opérateur la facilité d'inciſer la matrice.

On ne peut diſconvenir que cette iſſue d'inteſtins ne ſoit au moins embarraſſante; & l'on n'a pas toujours des Aides aſſez intelligens, ou des Coopérateurs habiles pour leur confier avec ſécurité des parties auſſi délicates.

M. *Levret* a indiqué, pour prévenir cet inconvénient, un procédé dont j'ai reconnu l'utilité dans la pratique; il deſire, comme *Heister*, qu'on n'incife d'abord que la peau & la graiffe ; mais il veut qu'on ne pénètre dans la capacité de l'abdomen, que par la partie inférieure de la plaie, & qu'on commence auffi par le bas l'incifion de la matrice, afin qu'elle foit continuée de bas en haut, & de dedans en dehors, concurremment avec les mufcles, à l'aide du doigt introduit dans la cavité de ce vifcère. Par cette précaution, auffi fimple qu'ingénieufement apperçue, le fond de la matrice fera toujours foutenu au-deffus de l'angle fupérieur de la divifion des parties contenantes communes & propres, les inteftins ne fe préfenteront pas pendant l'opération : retenus dans leur pofition naturelle, ils refteront derrière la matrice & fur les côtés.

A ce moyen, qui néanmoins eft fouvent infructueux, & n'empêche pas fans retour l'iffue des inteftins, on peut en joindre un autre, je l'ai décrit dans un Mémoire que j'ai lu à l'Académie en Novembre 1772, où je rendois compte de l'Opération Céfarienne faite à la femme Duchemin, le premier Novembre 1772.

Je dis dans ce Mémoire que le moyen d'éviter la fortie des inteftins, eft de faire tendre les tégumens par un aide intelligent, de façon que la matrice ferve de point d'appui pour l'incifion, & que ce vifcère, immédiatement maintenu fous les tégumens, faffe obftacle à la fortie des inteftins.

M. Warocquier, comme je le dirai plus bas, confeille le même procédé qui lui a réuffi. Dans tous les cas il ne faut donc pas fuivre la méthode décrite dans les Auteurs, qui tous indiquent de faire un pli aux tégumens communs, le plus confidérable poffible, & de couper ce plis tranfverfalement, afin de faire d'un feul coup une grande ouverture aux tégumens.

Mais on préviendroit encore mieux l'iffue des inteftins, fi à la précaution d'incifer de bas en haut & de faire tendre les tégumens, on joignoit celle de faire l'incifion, non fur le côté, telle qu'elle a toujours été faite & décrite par les Anciens, mais au milieu & fur la ligne blanche, entre les deux mufcles droits.

C'eft ici une manière d'opérer où je m'écarte encore plus de l'avis des anciens Praticiens; mais plufieurs raifons m'ont d'abord conduit à penfer ainfi, & enfuite à faire la tentative lorfqu'elle fe préfenteroit, cas heureufement très-rare, & qui, par conféquent, donne peu d'occafions à l'expérience.

Une première vérité dont je me fuis pénétré à cet égard, c'eft que la nature l'indique elle-même comme l'endroit le plus favorable. Toutes les fois qu'à raifon d'abfcès dans l'intérieur du bas-ventre la nature fe débarraffe d'elle même, elle le fait toujours par la ligne Blanche. Les anciens Auteurs, les Praticiens font remplis de ces exemples : qu'on ouvre Wanfviéten, les Mémoires de l'Académie Royale de Chirurgie, on y trouve de ces faits rapportés.

B iij

On y voit l'hiftoire d'un fétus tombé dans
la cavité du bas-ventre , & qui après s'y
être putréfié , & y avoir formé une col-
lection de pus , s'eft fait jour à l'endroit
de la ligne Blanche ; l'Opérateur alors
n'a d'autre méthode à fuivre que d'agran-
dir l'ouverture pour donner iffue aux matières contenues , & cette feule précaution
fuffit pour affurer la guérifon.

Les Mémoires de l'Académie donnent
l'hiftoire d'une femme qui avoit fenti
remuer fon enfant à la fin de Septembre
1749 , & qui eut , vers les premiers jours
de 1750, un abfcès au-deffous du nombril ; il s'y fit une ouverture de la largeur
d'environ un pouce de diamètre , par laquelle cette femme tira elle-même plufieurs os de fétus , & continua d'en extraire tous les jours par la plaie.

Il a été rendu compte , il y a quelques
années , à l'Académie de Chirurgie , du
fait fuivant.

Une Dame Américaine , après les
fymptômes ordinaires de groffeffe , arri-

vée presqu'au terme de l'accouchement, cessa tout-à-coup d'en éprouver, & n'eut point ceux du travail. Au bout d'un laps de temps considérable, il se forma une tumeur au-dessous de l'ombilic, à l'endroit de la ligne Blanche; on appliqua dessus des cataplasmes; la matière se fit jour; le Chirurgien dilata l'ouverture, d'où il sortit une grande quantité de pus, & il fit par la plaie l'extraction d'un squélette de fétus bien conformé : la malade a guéri, & le fétus a été envoyé à l'Académie.

Abraham Cyprianus a écrit une lettre latine où il dit, qu'une femme à terme sentit des douleurs pour accoucher, qu'elles se calmèrent, & qu'au bout de dix-huit mois cette femme se plaignit d'une douleur aiguë vers le nombril & vers les parties voisines; cette douleur fut suivie d'un ulcère fongueux à l'ombilic. *Cyprianus*, qui fut appelé en consultation, introduisit dans cet ulcère un stylet; il sentit quelque chose de rénitent; & ayant dilaté légèrement avec son doigt, il reconnut qu'il touchoit un pariétal, ce qui le détermina à finir l'opération indiquée & commencée par la Nature, & retira, après avoir dilaté la plaie. un fétus *d'une juste grandeur & à terme* ; ce font fes propres mots. La malade, au bout de trois mois de cette efpèce d'opération Céfarienne, a recouvert la fanté, & s'eft très-bien portée depuis.

Dans le Journal d'Allemagne, on lit une Obfervation donnée par M. *Garmann Wohwalmerus*, *Ephem. d'All. Déc. ann. 5 & 6, Obfer.* 106, *pag.* 22, rapporte plufieurs faits de cette efpèce, non pas feulement d'enfans, mais encore de corps étrangers avalés, & qui font tous fortis en produifant une tumeur fur la ligne Blanche au-deffous de l'ombilic. *Feu M. Garmon* m'a fait voir les deux pariétaux d'un enfant de 7 mois de conception, qu'il avoit extraits à la fuite d'un abfcès à la ligne Blanche, qui duroit depuis très-longtems, & qui avoit fourni beaucoup d'autres parties offeufes, fans que les Chirurgiens de l'endroit s'avifaffent de tenter une opération fi facile pour dé-barraffer promptement la malade ; enfin, appelé en confultation, il dilata la plaie, débarraffa les corps étrangers, & la ma-lade a guéri.

Une autre vérité dont on ne peut guère difconvenir, c'eft qu'en faifant la fection à la ligne Blanche, on évite celle des deux mufcles obliques & du tranfverfe ; & des deux incifions, la dernière eft cer-tainement la plus difficile & la plus douloureufe. En général, plus une plaie eft compliquée, plus elle devient dan-gereufe ; or, dans la manière ancienne d'opérer, que de caufes de complications à la fois, & combien elles diminuent par la fection à la ligne Blanche !

1°. Si les mufcles, dans le tems de la groffeffe, diminuent d'épaiffeur à raifon de l'extenfion de leurs fibres, ils aug-mentent paffivement en étendue ; & dès l'inftant que la caufe qui donnoit lieu à l'extenfion n'exifte plus, ils reviennent fur eux-mêmes; les bords de la plaie doivent donc augmenter d'épaiſſeur , les mailles du tiſſu cellulaire ſont plus lâches, plus écartées , cet état donne ſouvent lieu à des fuſées de pus qui ſe forme dans l'interſtice des fibres muſculaires, qu'il faut ouvrir, dilater , & qui doivent de néceſſité retarder de beaucoup la cure, & la rendre au moins plus incertaine.

2ᶜ. La matrice , après l'opération & dès qu'elle eſt débarraſſée du fétus & du placenta qui la diſtendoit , diminue conſidérablement de volume par ſa contraction naturelle ; ce viſcère, en revenant à ſes dimenſions primitives , reprend ſa ſituation première, & rentre dans la partie inférieure de l'hypogaſtre , entre la veſſie & le rectum ; il eſt donc évident qu'il y aura moins de correſpondance entre la plaie de la matrice & celle du bas-ventre, ſi cette dernière a été faite ſur le côté.

3º. On ſent tous les avantages d'avoir , pour ainſi dire, ſous les yeux la plaie de la matrice pendant le cours de la cure,

& qu'elle réponde directement à l'incifion extérieure ; les fucs que fournit la matrice ont par ce moyen une iffue libre : il eft facile de concevoir les inconvéniens qui peuvent réfulter du défaut de correfpondance directe.

4°. L'Opération en elle - même eft infiniment plus facile à la ligne Blanche ; la matrice fe porte naturellement à la partie antérieure du ventre, lorfque la femme eft arrivée au dernier terme de la geftation ; c'eft entre l'ombilic & les os pubis qu'elle formé une tumeur, qu'elle y préfente une furface affez étendue pour y faire une incifion proportionnée au corps qu'on en doit extraire ; la peau, le tiffu adipeux, lé péritoine, font les feules parties qu'il faudra divifer avec l'inftrument tranchant, & il n'y a ni mufcles à couper, ni rencontre des inteftins à craindre.

5°. Enfin, les cicatrices que j'ai vues, après les opérations faites fur le côté, reftent longues, molles, & ne préfentent pas au tact la folidité & la fermeté qu'on defire ; auffi la plupart des femmes qui ont fubi l'opération, font-elles fujettes à des accidens fâcheux, & fur - tout à ceux de la fortie des inteſtins par l'interſtice des mufcles. Chez la femme que j'ai opérée, la cicatrice n'a pas trois pouces de longueur, ne préfente tout au plus qu'une ligne de largeur ; elle eſt ferme, folide ; les bords ne font ni bourfoufflés ni calleux ; elle eſt unie. Pourquoi cette différence ? Il eſt clair qu'elle dépend de la nature des parties incifées, de leur quantité, & de la nature de la fibre plus ou moins compacte ; raifons de plus pour préférer la fection à la ligne Blanche (1).

———————————————

(1) M. Chabert, Infpecteur de l'École Royale Vétérinaire, & Directeur-Général des Etudes de cette Ecole, a mis en ufage, d'après mes converfations fur cet objet, l'incifion à la ligne Blanche dans la câftration des animaux femelles. Ces épreuves ont été faites fur une géniffe & fur une truye : il a trouvé que cette méthode étoit plus fimple, moins

Tandis que je m'affermiſſois ainſi dans cette opinion, & que j'attendois de l'expérience une certitude qu'elle ſeule pouvoit me donner, je me rencontrai avec un Maître qui s'eſt diſtingué dans l'Art des Accouchemens à Lille en Flandre, & a même, le premier (1), propoſé cette opéra-

---

douloureuſe, & ſujette à bien moins d'accidens que l'ancienne. Enfin, il a remarqué, ce qui eſt un avantage dans les quadrupèdes, à raiſon de la ſituation de leurs inteſtins, que la cicatrice étoit plus ferme & plus ſolide.

(1) On pourroit croire que M. Guénin, Chirurgien à Crépy en Valois, a approché le premier de la méthode décrite. En liſant avec attention ſon Ouvrage imprimé en 1750, on verra qu'il a fait ſon inciſion hors de la ligne Blanche. Et quoiqu'il diſe, page 34, « j'inciſai entre nos deux mains les tégu- » mens de la longueur de ſix pouces environ, en » ligne droite, commençant à un pouce au-deſſous » de l'ombilic, & continuant juſqu'à un pouce au- » deſſus des pubis. »

Je crois qu'il faut entendre ce paſſage ainſi : à un

tion à l'Académie ; c'eſt M. *Warocquier* à qui l'Art a cette obligation. Voici comme

---

pouce au - deſſous de l'ombilic, non pas en ligne droite , mais pris latéralement ; ce, qui eſt prouvé par la ſituation qu'il avoit fait prendre à la femme, en la faiſant pencher ſur le côté : ce qui eſt prouvé auſſi par la ſuite de ſa narration ; car il dit :

« L'ayant fait ſituer droite ſur le dos, au lieu de » penchée qu'elle étoit, je continuai d'inciſer les » graiſſes, *les muſcles*, le péritoine. »

A l'endroit de la ligne Blanche, il n'y a point de muſcles. Si M. Guénin a inciſé des muſcles, il a fait l'opération latéralement. Or, il eſt prouvé par ſon dire, qu'il a inciſé des muſcles ; donc il n'a pas fait l'opération à la ligne Blanche, mais latéralement ; donc il n'a eu aucune idée de celle-ci.

Ce fait eſt encore prouvé par le rapport des Chirurgiens qui ont viſité la malade, & qui diſent, pag. 8 de l'Enoncé :

« Qu'ils ont trouvé au ventre de ladite femme » une plaie longue de quatre à cinq pouces, de la » largeur de cinq à ſix lignes, dont le bas étoit » éloigné d'environ un pouce de l'aine, en montant » en ligne droite, partie médiante juſqu'à l'ombi- » lic, éloignée de deux à trois lignes de la ligne il s'exprime dans le Mémoire qu'il a donné, en parlant de la section Céfarienne à la ligne Blanche.

« C'est l'endroit où la matrice fait
» plus de faillie, elle pose immédiate-
» ment contre les parois antérieures de
» la capacité du bas-ventre, fans qu'aucun
» autre vifcère puiffe s'y interpofer. »

Sur la manière d'opérer, fes idées font conformes à ce que je viens de dire ; avec la précaution de placer des Aides qui contiennent les parties latérales de la matrice, il tend les tégumens ; alors ce vifcère vient, pour ainfi dire, au-devant de l'Opérateur, & fe préfente feul pour être incifé avec la plus grande facilité, après la fection de la peau ;

» Blanche, ayant trouvé même l'incifion un peu
» tournante autour de l'ombilic. »

Ces paroles prouvent que ce n'eft pas fur la ligne Blanche que l'incifion a été faite, & nous porte-roient à croire qu'il a, dans fon incifion, intéreffé le mufcle droit.

enfin, ce viſcère ne ceſſera de correſ-
pondre aux tégumens, en revenant gra-
duellement à ſon diamètre naturel dans
le cours de la cure, avantages que M.
Warocquier juge ineſtimables, quoiqu'il
n'ait pratiqué cette opération que ſur
deux femmes à l'inſtant de la mort, &
dont il a extrait les enfans vivans.

J'ai remarqué, dit ce Praticien, « que
» la contraction de la matrice s'eſt faite
» avec tant de juſteſſe, que la plaie de
» ce viſcère, & celle des parois du ventre,
» ſembloient n'être qu'une ſeule & unique
» ſolution de continuité. Les Aides, qui
» ont les mains étendues ſur le ventre
» le long des parties latérales, rappro-
» chent la matrice de la plaie des tégu-
» mens, ce qui facilite ſingulièrement la
» ſortie des eaux & du ſang qui ſuit l'ex-
» traction du placenta, & empêchera les
» fluides de s'échapper dans la cavité du
» bas-ventre, épanchement qui pourroit
» devenir dangereux, & même mortel. »

M.

M. *Warocquier* demande auffi, qu'ou-
tre les preffions latérales qui doivent être
douces & modérées, un Aide contienne
pareillement les tégumens vers la partie
fupérieure de l'incifion, pour empêcher
l'iffue confécutive des inteftins qui pour-
roient fe préfenter dans la plaie après
l'opération.

L'expérience vient enfin d'achever de
confirmer l'opinion de M. *Warocquier*,
& la mienne. J'ai eu, comme je l'ai dit
en commençant, la fatisfaction de voir
réuffir fous mes mains une Opération Céfarienne faite à la ligne Blanche.

Mais je crois effentiel de m'arrêter
encore fur quelques incidens indiqués par
les Anciens.

Tous nos Auteurs ont craint l'hémorrhagie dans la fection Céfarienne.

Heifter, Tom. II, reproche nommé-
ment aux Chirurgiens de Paris, de
n'avoir donné, dans les Mémoires de
leur Académie, en rapportant les fuccès
de cette opération, aucun des moyens

C

dont ils se sont servis pour arrêter l'hémorrhagie, comme si cela n'étoit d'aucune conséquence : *Hemorrhagiam quibus artificiis compescuerint, quasi rem nullius momenti, sicco pede prætereunt.*

Mais il n'y a pas d'hémorrhagie à craindre ; les vaisseaux cutanés que l'on divise, ne sont pas capables de fournir une assez grande quantité de sang , il faudroit trouver ou l'artère épigastrique, ou une branche de cette artère ; & il est rare qu'il en passe une portion assez considérable par le lieu de la section ; en tout cas, on feroit le maître de l'arrêter, si cela arrivoit, soit par la pression momentanée, soit avec un point de suture.

Quant à l'incision de la matrice, il est très-certain qu'il ne s'écoule point de sang des parties incisées de ce viscère. J'ai fait trois fois l'opération sur le vivant, & je n'ai jamais vu que la quantité du sang fût considérable.

Je conçois que si, par hasard, on faisoit l'incision de la matrice à l'endroit de l'attache du placenta, comme on inciseroit les sinus & vaisseaux qui fournissent, sur-tout à la fin de la grossesse, une très-grande quantité de sang au placenta, l'écoulement seroit plus abondant; mais ce sang ne seroit jamais que celui qui doit s'écouler après le détachement de la masse, & qui sortiroit un peu plus tôt.

Il est à desirer cependant que l'incision ne soit pas faite à l'endroit du placenta : il est toutefois assez difficile, avant l'opération, sur-tout chez un Sujet mal conformé, de pouvoir décider, avec certitude, le côté de l'implantation ; & il est possible que l'Opérateur le plus instruit rencontre cet endroit du viscère : mais, je le répète, il n'y a point d'hémorrhagie dangereuse à craindre, même dans ce cas.

Il est de nécessité que toutes les femmes qui accouchent naturellement, perdent, après la délivrance, une quantité de sang proportionnée à leurs forces & à leur tempérament ; le défaut de cette évacuation

feroit auffi dangereux que fa trop grande
dance.

On fe gardera donc bien de fuivre le
précepte que donne *Heifter*, de porter
dans l'intérieur de la matrice, fur les
embouchures des vaiffeaux, de la charpie
imbibée *d'efprit-de-vin rectifié*, &, dans
tout état, de faire couler un peu de baume
de *copahu*, ou autre femblable, dans la
plaie de la matrice. Sa guérifon doit être
abandonnée à la nature.

Si l'on fuivoit ce principe, on procu-
reroit au Sujet une maladie de congef-
tion ; & c'eft bien affez de fon état fans
l'aggraver encore par une maladie dont
la guérifon eft fort longue & fort incertaine.

Doit-on faire des futures après l'opération ?

Je réponds affirmativement que, loin
d'être utiles, elles font nuifibles, fur-tout
dans les premiers jours du traitement.
L'expérience m'a appris que le bandage

le plus simple étoit celui qui convenoit le mieux.

Cette plaie ne demande pas à être réunie sur le champ, comme une simple solution de continuité : qui le croiroit, seroit dans l'erreur ; il faut un tems pour favoriser les excrétions qui se font par la plaie, & pour chasser les fluides qui peuvent s'être épanchés dans le bas-ventre.

Je dis plus, la méche conseillée par les Auteurs, & introduite à la partie inférieure de la plaie, pour empêcher la réunion & favoriser l'excrétion, ne remplit pas l'objet qu'on se propose de son usage ; car j'ai vu cette méche faire un effet contraire, & j'ai été obligé de la supprimer le second jour, quoique je n'eusse pas fait de point de suture, ni tenté d'aucune manière la réunion : j'ajouterai même que j'ai été forcé de désunir la plaie, dont les lèvres extérieures commençoient à se coaduner vers la partie supérieure.

En jetant un œil attentif sur ce qui

doit fe paffer après l'opération , on verra
que la future ne peut que nuire à la cure,
& faire fouffrir la malade par le tiraille-
ment qu'elle occafionne.

Cette plaie ne peut être regardée comme
une plaie fimple qui demande une prompte
réunion des parties divifées : il faut néceffairement de la fuppuration. Or, il ne
peut y avoir fuppuration fans inflammation, ni d'inflammation fans gonflement.
Telle eft la marche de la nature. De
quelle utilité feront donc les points de
future? L'expérience eft même contraire;
il y a beaucoup de faits particuliers qui
ne laiffent aucun doute à cet égard ; &
tantôt on s'eft trouvé forcé de les fup-
primer, tantôt ils ont manqué en déchi-
rant les lèvres de la plaie : je ne fais donc
pourquoi on ne les a pas rejetés définiti-
vement.

Un bandage fimple contentif eft tout
ce qu'il faut employer dans les premiers
inftans, fans trop le ferrer. On verra dans
le rapport de mon opération du mois

d'Août 1778, que j'ai été obligé, les dix premiers jours, de tenir le bandage très-aifé ; & malgré les vomiffemens que la femme a éprouvés, il n'y a pas eu iffue d'inteftins.

Quel eft donc le procédé qu'il faut fuivre pour l'opération ? Il feroit difficile d'en donner un abfolu, & duquel on ne puiffe s'écarter ; il doit plus ou moins varier, fuivant les circonftances.

Ce point une fois convenu, voici, je penfe, quelle eft en général la conduite qu'on doit tenir.

Si la femme a été préparée à l'opéra-tion, c'eft un bien pour elle, on a lieu d'efpérer une réuffite plus certaine.

Si elle ne l'a pas été, diminuer l'éré-tifme par les faignées, les bains, &c.

Avoir foin, immédiatement avant l'opération, de faire vuider le rectum par des lavemens, & la veffie avec la fonde.

Ce préliminaire fait, qu'on ait la pré-caution de garnir la malade de linge blanc, chemife, camifolle, &c. afin de ne pas être dans le cas de la changer après l'opération ; alors, qu'on la faſſe coucher fur un lit étroit, afin que l'Opérateur & les Aides puiſſent être plus avantageuſe-ment & plus commodément placés.

Un des Aides doit paſſer fes deux mains de chaque côté latéral du ventre, pour foutenir la matrice ; un autre pla-cera une main au-deſſus de l'ombilic, comme le recommande M. *Warocquier*, afin d'empêcher que les inteſtins ne paroiſ-fent à l'angle fupérieur de la plaie.

On fe fert d'un biftouri dont le tran-chant fera fur la convexité ; l'inciſion commencera à deux pouces environ au-deſſus des pubis, & fe prolongera à deux pouces au-deſſous de l'ombilic.

Plus l'angle inférieur de la plaie fera près du pubis, mieux ce fera pour la fuite de la cure ; mais toutefois il faut bien prendre garde d'intéreſſer la veſſie ; ainſi, on ne prolongera l'inciſion vers la partie inférieure, que lorſqu'on pourra paſſer un doigt dans l'ouverture des tégumens, afin de fentir la veffie, & de favoir jufqu'à quel degré on peut incifer.

Les tégumens, le tiffu adipeux coupés, la matrice fe préfente d'elle-même : elle y eft portée naturellement ; & les mains des Aides qui la foutiennent latéralement & fupérieurement, l'y exciteront encore.

On fera l'incifion à la matrice le plus haut poffible, & l'ouverture de la grandeur néceffaire pour l'extraction de l'enfant.

Je recommande de faire à la matrice l'incifion le plus haut poffible, parce qu'il faut toujours avoir en vue la diminution de fon volume, & faire enforte que les deux plaies puiffent fe correfpondre ; il faut pour cela que l'incifion aux tégumens foit le plus bas poffible, & celle de la matrice le plus haut. Les Aides intelligens pouffant toujours vers l'extérieur la matrice, il ne fera pas difficile de l'incifer vers la partie fupérieure, fans craindre l'iffue des inteftins.

La matrice ouverte, on fait l'extraction de l'enfant, & de fuite celle du placenta.

On laiſſe dégorger la plaie, & c'eſt
alors qu'on fait l'application de l'appareil.
Mais j'ai promis les détails de l'opération que j'ai faite au mois d'Août 1778;
& c'eſt ici que je crois devoir la placer:
on verra que je n'ai pas exactement ſuivi
tout ce que je viens de recommander;
c'eſt l'expérience qui m'a inſtruit, & mes
fautes m'ont éclairé.

Le 18 Août 1777, je fus appelé près
de la nommée *Dufay*; je la trouvai dans
l'état le plus triſte. Il y avoit ſept jours
qu'elle éprouvoit les douleurs de l'enfantement : les eaux étoient écoulées; depuis
ce tems, il exhaloit des parties une odeur
très-fétide & cadavéreuſe. L'enfant étoit
mort; il s'agiſſoit de la débarraſſer; la
conformation de ſon baſſin rendoit l'extraction de l'enfant en ſon entier, impoſſible par les voies naturelles. Certain
de ſa mort, je n'héſitai point de recourir

aux dernières reſſources de l'Art, & j'eus la ſatisfaction de ſauver la mère.

Je profitai de mon travail pour m'aſ-ſurer parfaitement de l'état du baſſin de cette femme; & voici ce que je reconnus.

L'os *ſacrum*, par ſa baſe, rentre en dedans; la ſaillie ſupérieure de cet os, à l'endroit de ſa jonction avec la dernière vertèbre des lombes, eſt conſidérable; la pointe *du ſacrum* & *le coccix* reculent en arrière; le *pubis* eſt de niveau avec la partie ſupérieure du *ſacrum*; la ſymphiſe eſt large, platte au lieu d'être convexe: cette forme rend le détroit ſupérieur très-étroit de derrière en devant & dans les dimenſions diagonales, ſans rien ôter des dimenſions latérales.

Cette femme redevenue enceinte en 1778, m'a fait appeler ſur la fin de ſa groſſeſſe. Quoique certain de la mauvaiſe conformation du baſſin, je réitérai mon examen, qui confirma mes premières connoiſſances : je pris alors, ſans préve-nir la malade, toutes les précautions qui

pouvoient rendre mon opération heu-
reuſe. Je l'ai fait ſaigner & purger pluſieurs fois pendant le dernier mois. J'ai
déjà dit que ces précautions ſont nécef-
ſaires dans tous les cas, en les dirigeant
ſuivant le tempérament & le beſoin.

Le Dimanche 9 Août 1778, ſur les
neuf heures du ſoir, elle ſentit des douleurs; des eaux s'écoulèrent : je jugeai
qu'elles étoient fauſſes; cependant j'y
plaçai un de mes Élèves, & le priai d'y
reſter, & d'obſerver ce qui ſe paſſeroit
dans les intervalles de mon abſence. La
nuit, vers une heure du matin, l'orifice
de la matrice étoit dilaté, & les membranes qui renferment les eaux, faiſoient
une poche fort volumineuſe. Je me gardai
de faire alors un examen plus approfondi;
je craignois de rompre trop précipitam-
ment cette poche; je recommandai qu'on
laiſsât agir la nature.

Les eaux s'écoulèrent cette même nuit,
à deux heures du matin; j'examinai la
malade à ſept; la tête de l'enfant étoit

dans la cavité iliaque droite, au-deſſus du détroit ſupérieur ; & je vis bien qu'il y avoit impoſſibilité de la débarraſſer, même avec le forceps; j'ordonnai une ſaignée vers midi.

Réſolu de faire l'opération, j'en conférai néanmoins avec M. *Barbaut*, dont les conſeils m'ont été d'une grande utilité : il voulut bien ſe rendre chez la malade avec moi, ſur les ſix heures du ſoir ; nous étions accompagnés de quatre Élèves inſtruits.

M. *Barbaut* examina avec le ſang-froid & la ſagacité qui lui ſont connus ; il jugea, comme moi, que la tête ne franchiroit jamais le détroit ſupérieur. Cet avis, & les connoiſſances préalables que j'avois acquiſes, me déterminèrent; l'opération fut faite ſur le champ.

Un bandage ſimple à ſix chefs de chaque côté, une ſerviette pour bande de corps ; trois compreſſes longues, & en quatre doubles ; un biſtouri, de la charpie ; voilà tout ce qui concerna l'appareil.

La femme fut tranſportée ſur un lit étroit ; un des Élèves ſoutint avec ſes deux mains la matrice , & la maintint ſous l'inſtrument ; je ne fis pas faire la preſ-ſion ſupérieure recommandée par M. *Warocquier*, & je m'apperçus depuis qu'elle étoit très-utile ; je fis l'inciſion de bas en haut, comme je l'ai déjà dit ; les tégumens inciſés, la matrice le fut ſans que les inteſtins ſe fiſſent appercevoir. L'en-fant préſentoit les feſſes ; il fut extrait par ces parties ; je le donnai à M. *Barbaut*, qui s'en chargea.

Dès que l'enfant fut ſorti, la matrice diminua de volume , alors l'épiploon parut à la partie ſupérieure de la plaie ; je m'y attendois , cette femme étant ex-trêmement graſſe. Je penſe néanmoins que ſi j'euſſe fait faire la preſſion recom-mandée par M. *Warocquier*, à la partie ſupérieure , l'accident n'eût pas eu lieu. Cette conjecture eſt plauſible ; plus on affaiſſera les tégumens, en faiſant faire ſaillie à la matrice , moins les parties con-

tenantes auront de facilité pour fe préfenter à la plaie.

L'extraction du placenta fe fit par la
plaie ; le fang qui s'écoula après la fortie
de cette maffe, ne fut pas en grande
quantité ; une partie prit fon écoulement
par la vulve. Deux Élèves fe chargèrent
de tenir les lèvres de là plaie rapprochées,
pendant que j'ôtois de deffous la malade
les linges qui avoient reçu les premières
évacuations, & que je lui gliffois fon appareil & fon alèfe.

Je mis à côté des lèvres de la plaie
deux compreffes longues, trempées dans
l'huile rofat, & une petite méche dans
la partie inférieure, puis une troifième
compreffe fur le trajet. Enfuite je pris
mes chefs, en commençant par celui d'en
bas, & les fis paffer l'un fur l'autre, fans
les fixer ni les ferrer, me contentant de
les imbiber d'huile rofat : j'attachai deffus
le bandage de corps avec deux épingles,
puis j'enveloppai la femme dans fon alèfe,

je ne lui fis mettre qu'une feule chemife, & la tranfportai dans fon lit.

Je laiffai deux Élèves auprès d'elle. Trois heures après l'opération, il fortit beaucoup de fang par la plaie. Ces Meffieurs levèrent l'appareil : la nuit fe paffa bien, la malade dormit trois heures.

Le fang qui s'écoula provenoit du dégorgement de la matrice, & certainement c'étoit un bien pour la femme; s'il y avoit eu des points de futurer, fi la plaie avoit été maintenue par un bandage tel qu'on a coutume de le faire, ce fang n'auroit pu s'écouler au-dehors, il fe feroit épanché dans le bas-ventre, ou bien auroit refté coagulé aux lèvres de la plaie de la matrice, auroit empêché la fortie de nouvelles excrétions, & gêné ce vifcère dans fa réaction.

Le mardi 11, à huit heures du matin, la malade étoit affez bien, le pouls étoit fouple & développé. On ne leva pas l'appareil ; je prefcrivis un lavement.

A

A onze heures du matin, la malade commença à avoir la peau sèche : à une heure après midi, le pouls s'eſt trouvé ſerré ; les coliques ſe ſont fait ſentir : une ſaignée lui rendit le calme, & fit revenir de la moiteur à la peau. Elle dormit deux heures à pluſieurs repriſes. A huit heures du ſoir, je lui fis une embrocation ; à dix heures, on lui donna un lavement, qu'elle garda ainſi que celui du matin. Ces lavemens, pour ne pas irriter le canal inteſtinal, n'étoient donnés qu'à moitié ſeringue.

A onze heures & demie du ſoir, la fièvre a augmenté, ainſi que les douleurs dans le ventre, & particulièrement à l'eſtômac. A minuit, je l'ai fait ſaigner, les douleurs ont augmenté. Il n'y a point eu de ſommeil juſqu'à quatre heures & demie. A ce moment une douleur aiguë à la région lombaire gauche, s'eſt fait ſentir ; le ventre s'eſt tendu, ce qui m'a déterminé à relâcher le bandage, à faire une embrocation, & à la faire ſaigner.

D

Les faignées répétées ne doivent ni étonner ni faire appréhender pour les fuites; rien ne calme l'érétifme comme la faignée. Et quelle femme eft plus dans le cas d'éprouver cet accident que celle qui vient de fubir une pareille opération? D'ailleurs, on eft toujours dans l'attente de l'inflammation; rien ne peut mieux en diminuer l'intenfité que la faignée; mais il faut les faire petites & rapprochées les unes des autres, afin qu'elles produifent plus d'effet.

Le mercredi 12, à fix heures du matin, la femme éprouvoit les mêmes douleurs; à fept heures, elle s'eft plainte d'une douleur très-confidérable dans le ventre, qui a été précédée d'un borborifme; dans cet inftant elle dit fentir couler quelque chofe par la vulve; on examina, & on vit couler du fang, cet écoulement a paru procurer du calme.

A neuf heures, les douleurs fe font réveillées avec la même force; elles ont été fuivies de rapports; la chaleur a été

(51)

confidérable, la peau sèche, le pouls très-
agité.

A dix heures, j'ai levé l'appareil ; la
plaie des tégumens a paru coaduner dans
ses deux tiers supérieurs ; le ventre étoit
tendu : on a continué les embrocations
ordinaires ; je les ai fait renouveler très-
souvent, en laissant le bandage fort
aisé.

Il y avoit au bord inférieur de la plaie
un caillot de sang assez confidérable, qui,
joint à la méche, faisoit un corps qui
bouchoit toute la partie inférieure, &
empêchoit l'excrétion. Persuadé qu'il étoit
de la plus grande importance pour le bien
de ma malade, que rien n'empêchât la
sortie des matières qui pouvoient prove-
nir non-seuleument de la plaie de la
matrice, mais encore de l'intérieur de
ce viscère, je me déterminai à ôter ce
corps qui devenoit étranger & nuisible,
& à nétoyer la plaie ; & loin d'en substi-
tuer un autre, je laissai le bandage plus
aisé que les jours précédens.

À onze heures, on paſſa, par le con-
ſeil de M. *Barbaut*, un lavement d'huile
pure que la malade n'a pas rendu, mais
qui a procuré du calme. Depuis ce tems,
juſqu'à trois heures, les accidens ont été
les mêmes ; mais à cette heure il eſt ſur-
venu des nauſées qui bientôt ont été ſui-
vies de vomiſſemens ; je m'y attendois,
le bas - ventre ne ſe dégageant pas, &
ayant reconnu une légère inflammation à
la matrice.

Le vomiſſement eſt un ſymptôme de
l'état inflammatoire de la matrice. On
voit tous les jours, dans la pratique, des
femmes éprouver des vomiſſemens plus
ou moins violens, plus ou moins longs,
ſuivant le degré d'inflammation de ce
viſcère. Doit-on s'étonner ſi une femme
qui a eſſuyé l'Opération Céſarienne,
éprouve cet accident? Il en eſt une ſuite
néceſſaire.

J'avois prié MM. les Élèves qui étoient
auprès de la malade, ſi le vomiſſement
arrivoit, d'appliquer alors les mains ſur les

lèvres de la plaie, craignant que les efforts
ne fissent sortir les parties contenues ;
le choc qu'ils ressentirent leur ayant fait
appréhender quelque dérangement, ils
ont levé l'appareil avec précaution : les
choses étoient en bon état.

On s'apperçut alors qu'il sortoit par la
partie inférieure de la plaie une humeur
sanguinolente assez abondante, qui parut
donner du calme & diminuer la tension
du bas-ventre.

C'est une preuve de ce que je viens
d'avancer, & qui justifie la conduite que
j'ai tenue, d'ôter la méche pour faciliter
l'écoulement, puisque peu de tems après
il se fit une excrétion d'humeur sanguinolente qui soulagea la malade & diminua la tension du bas-ventre. Ceci prouve
encore à mon gré, sans réplique, qu'il
ne faut pas tenter dans les premiers jours
la réunion de la plaie, & par conséquent
le danger des sutures.

Quelque tems après les nausées & le
vomissement ont paru avec plus de force,

fur - tout après que la malade avoit bu.
Je fupprimai toute efpèce de boiſſon ;
mais j'ordonnai des tranches de citron
pour tromper la foif.

Les vomiſſemens parurent s'appaifer :
à quatre heures, on a fait paſſer un demi-
lavement que la malade n'a point rendu ;
à fix heures, les vomiſſemens ont reparu
jufqu'à fept heures & demie.

Le goût du citron déplaifant à la malade, j'ai fubftitué l'orange, & quelques
gouttes d'eau de grofeille.

J'ai levé l'appareil à huit heures du
foir pour faire une embrocation : ce
panfement a procuré du calme pendant
une heure. Après ce tems, les douleurs
fe font réveillées ; on a paſſé un lavement ; mais fachant de quelle importance il étoit que le bas-ventre fe déga-
geât, je recommandai à l'Elève qui l'ad-
miniftroit, d'introduire le doigt dans
l'anus dès que la canule feroit fortie,
afin de folliciter le fphincter, & faciliter
le dégorgement du rectum. Ce moyen a

réuffi, le lavement procura deux évacuations très-copieufes.

Les douleurs, le vomiffement ont continué toute la nuit ; mais la douleur
la plus forte régnoit le long de l'arcade
du colon , & l'on appercevoit une émi-
nence très-confidérable fous la région de
l'eftomac , qui traverfoit de droite à gauche, que j'ai jugé, par fa forme & fa fituation, n'être caufée que par le gonflement
de cet inteftin.

A quatre heures du matin , je fis prendre à la femme une cuillerée d'une potion faite avec l'eau de fleur-d'orange ,
& la liqueur anodyne minérale d'Hoffman,
qui a calmé les accidens pendant deux
heures.

Cette potion fut donnée plutôt pour
fatisfaire momentanément la malade, que
dans l'efpérance d'en tirer quelque foula-
gement pour fon état.

J'ai toujours vu dans la pratique, que,
dans les mouvemens convulfifs occafionnés, foit par l'état morbifique de la ma-

trice, foit à raifon de groffeffe, les an-
tifpafmodiques calmoient pour quelques
inftans, mais que les paroxifmes ne
tardoient pas à reparoître avec plus de
force.

Le jeudi 13, l'appareil fut levé à huit
heures du matin, le ventre étoit tendu;
la plaie, par les efforts du vomiffement,
étoit rouverte dans toute fon étendue.
J'en fus fatisfait; car j'avois penfé &
annoncé la veille qu'il falloit la défunir
pour donner plus de jeu aux tégumens
du bas-ventre. Les vomiffemens ont continué, plufieurs lavemens ont été admi-
niftrés, qui ont été pompés par la chaleur
de toutes les parties internes.

A 8 heures du foir, les lèvres de la plaie
de la matrice, qui ont toujours été très-
diftinctes à travers celle des tégumens,
& la portion de l'épiploon qui fe voyoit
à la commiffure fupérieure des lèvres de
la plaie, étoient affectées de points gangréneux, l'odeur l'annonçoit, le pouls
étoit ferré, concentré; je fubftituai la

décoction de quinquina à forte dose, à l'huile rosat.

A onze heures du soir on lui a donné un demi-lavement fait avec une once de lénitif fin, qui a procuré deux évacuations assez abondantes : l'appareil a été levé régulièrement toutes les quatre heures. A deux heures après minuit on a répété un demi-lavement d'eau simple, qui a produit plusieurs évacuations très-copieuses d'une matière noire & fétide. Les vomissemens ont continué.

Vers l'aube du vendredi 14, on ne pouvoit pas dire vomissemens, mais convulsions d'estomac, qui rejetoit sans efforts un peu de fluide mêlé avec le suc gastrique ; la potion calmante ne faisant plus d'effet, fut supprimée.

Le vendredi 14, l'appareil a été levé à huit heures du matin ; il n'y avoit pas de changement à la plaie. A midi je fis mettre dans la plaie un plumaceau trempé dans la décoction de quinquina, animée avec l'eau de-vie camphrée. Après ce panfement l'eftomac parut mieux. Enfin, à dix heures du foir les vomiffemens ont ceffé entièrement. La nuit a été affez calme ; les boiffons ont paffé fans convul-fions d'eftomac, & les évacuations ont été très-abondantes par les felles.

Le famedi 15, à huit heures du matin, la plaie a paru prendre une meilleure face ; je fis donner à la femme un peu de gelée de viande délayée dans de l'eau tiède.

Sur les dix heures, la femme s'eft affoupie, & a refté calme jufqu'à fix heures du foir : à cette heure elle a fenti un peu de mal-aife ; elle a eu quelques rapports ; elle s'eft plainte d'une douleur dans la bouche : j'y reconnus quelques petits apthes, ils étoient occafionnés par la chaleur & l'âcreté de l'humeur rendue par le vomiffement ; j'ordonnai du jus de citron adouci dans l'eau ; mais cette lotion étant défagréable à la malade, j'y fuppléai par le fucre candi.

A huit heures du foir j'ai levé l'appa-reil ; je chargeai le plumaceau d'un peu 'de ftyrax, & arrofai la plaie avec une décoction de quinquina : elle commençoit à fe déterger.

Le Dimanche 16, à huit heures du matin, la plaie étoit belle, les efcares gangréneux détachés, la fuppuration bien établie, ce qui me détermina à ne lever l'appareil que toutes les douze heures. Le dévoiement eft furvenu, & a été affez abondant jufqu'à midi ; la malade a re-pofé jufques vers les trois heures & demie : le dévoiement a réparu à cette époque, mais moins fort.

A huit heures du foir, la fuppuration étoit entièrement établie; la nuit s'eft paffée tranquillement; le dévoiement a ceffé en partie : cependant le pouls s'eft élevé fur les neuf heures; mais le fom-meil, qui a pris une heure après, a rendu le calme. A fon réveil la malade a été fatiguée par des rapports qui n'étoient produits que par des vents; jufqu'au matin elle a été fort tranquille.

Le lundi 17, le bien a continué ; la

suppuration établie, le panfement a toujours été le même, à l'exception d'une
petite bandelette ébarbée & enduite de
ftyrax, que je gliffois entre l'épiploon &
le fond de la matrice, ces deux parties
paroiffant vouloir prendre adhérence :
cette bandelette a été continuée jufqu'au
jeudi 20, que M. *Sabathier*, qui eut la
complaifance d'affifter au panfement, me
confeilla de n'employer que la charpie
sèche.

Le lundi foir la malade a eu un peu de
dévoiement de matière jaunâtre.

J'ordonnai un peu de fécule de pomme
de terre faite en gelée avec l'eau & le
fucre ; mais cet aliment médicamenteux
déplaifant, j'y fubftituai un peu de fe-
moule.

Le mardi la femme fut très-bien ; la
plaie étoit fort belle ; mais la nuit le dévoiement furvint, & fut affez confidérable pour ôter le fommeil ; de forte que
le mercredi matin elle avoit de la fièvre ;
j'ordonnai l'eau de riz pour boiffon, &

pour alimens. deux jaunes d'œufs frais,
un le matin & l'autre le soir, avec un
peu de sucre. Le dévoiement diminua
d'intensité ; la plaie se détergeoit &
avançoit à grands pas vers la cicatrice ;
les bords de celle de la matrice donnoient
encore quelques portions de pus.

Le dévoiement que cette femme a
éprouvé en différens tems, étoit un dévoiement symptomatique ; en conséquence, il ne m'a pas inquietté ; il étoit
presque impossible qu'il n'y eût pas un peu
de matière putride résorbée, & c'étoit-
là la seule voie par où la nature pouvoit
s'en débarrasser ; aussi voit-on que les médicamens que j'ai employés pour l'adoucir,
sont bien peu de chose.

Le jeudi la malade alloit de mieux en
mieux ; elle avoit bien reposé. M. *Sabathier* la trouva en bon état le soir, après
l'Académie. Je suivis son conseil, & le
vendredi je ne mis sur la plaie que de la
charpie sèche.

Le samedi matin la suppuration étoit

un peu ſanguinolente. M. *Leſne* vint le ſoir, & trouva la malade en bon état. J'avoue cependant que cette ſuppuration m'inquiétoit, parce que la plaie des tégumens étoit de la plus belle couleur, & qu'elle ne partoit que du fond.

Enfin, le Dimanche matin, j'apperçus que les vuidanges couloient aſſez abondamment par les voies naturelles, & que le ſang qui ſortoit de la plaie n'étoit qu'une ſuite du dégorgement des vaiſſeaux de la matrice. Cet état a duré huit jours.

Depuis cet écoulement, preuve non équivoque de la ceſſation de la phlogoſe de ce viſcère & de ſon inflammation, les urines ont coulé librement.

Pendant le cours du traitement, j'ai été obligé de ſonder la malade. La difficulté d'uriner dépendoit du degré d'inflammation de la matrice qui ſe communiquoit à la veſſie ; & ce qui le prouve, c'eſt que je n'étois pas obligé de la ſonder continuellement ; il y avoit des tems où les urines couloient librement ; d'autres où elles ne le faifoient pas fans douleurs : enfin dans d'autres tems j'étois obligé de mettre la fonde plufieurs fois par jour.

Tant que l'écoulement fanguinolent dura, je retardai la cicatrice en mettant un peu de charpie sèche au fond de la plaie ; je la détergeai avec des injections faites avec le vin miellé : la nature après ce tems eft rentrée dans tous fes droits. La plaie de la matrice s'eft cicatrifée la première ; celle des tégumens n'a pas été long-tems à fe former ; & au bout d'un mois, cette femme a été parfaitement rétablie.

La cicatrice extérieure eft très - bien faite, les bords bien rapprochés, la lon-gueur eft à-peu-près de trois pouces. L'état de cette femme l'oblige à beaucoup d'exer-cice, & même à des efforts paffagers ; de forte que fix mois après la guérifon, il a paru à la partie fupérieure une petite groffeur du volume d'une noix, qui cer-tainement n'eft occafionnée que par le prolongement de l'épiploon. Je l'ai adreffée

à M. *Pipelet le jeune*, qui a eu la bonté
de lui faire un bandage contentif qu'elle
porte. Elle & son enfant jouissent aujour-
d'hui de la santé la plus parfaite.

Pour éviter les effets de l'humeur laiteuse, diminuer la pléthore universelle,
& sur-tout celle de la matrice, j'engageai
cette femme à nourrir son enfant; mais
à raison de son état morbifique, pendant
les quinze premiers jours, je donnai
l'enfant à une nourrice : pendant ce tems
je fis vuider les seins par des petits chiens,
avec la pipe, &c. Enfin, je mis tout en
usage pour conserver le lait dans les
mamelles, sans craindre leur engorgement.

Au bout de ce terme je lui rendis
son enfant; la joie de le voir, après avoir
souffert son opération, lui fit une espèce
de révolution qui causa un accès de fièvre ;
craignant qu'elle n'augmentât, je remis
l'enfant entre les mains de la nourrice
pendant huit autres jours; ensorte que

ce

ce ne fut qu'au bout de trois femaines qu'elle allaita; elle a continué depuis.

Je dois encore dire que, dans cette cure longue, & qui a été accompagnée d'accidens fâcheux, que je ne crois pas toutefois dépendans de l'opération, mais de l'état de la matrice, je fus encore contrarié par des chaleurs exceffives qui régnoient; je pris alors toutes les précautions poffibles pour entretenir la fraîcheur autour du lit de la malade; les fenêtres de fa chambre reftèrent conftamment ouvertes : je la faifois changer de lit tous les jours, & la tenois dans un état de propreté extrême : enfin, je portai l'attention au point de laiffer toujours auprès de la malade deux Élèves inftruits, avec ordre de ne la quitter ni jour ni nuit.

C'eft à la réunion de tous ces foins que j'attribue le fuccès & la guérifon ; il n'en eft aucun indifférent, & l'on doit chercher à prévenir tous les accidens poffibles.

E

Pour peu qu'on ait fuivi avec attention le traitement dont je viens de rendre compte, on a dû voir,

1°. Qu'en général l'Opération Céfarienne faite à la ligne Blanche, eft plus facile, moins douloureufe pour la malade, & entraîne moins d'accidens pour la cicatrice.

2°. Qu'en quelque lieu que l'opération fe faffe, la difficulté de la cure vient principalement de l'état de la matrice ; l'inflammation de ce vifcère doit néceffairement arriver à un degré plus ou moins violent ; il faut donc employer tous les médicamens qui peuvent prévenir ou diminuer cet état de la matrice.

3°. Enfin, que loin de tenter la réunion de la plaie, il faut l'empêcher jufqu'à ce que le dégorgement foit parfait, & que la ceffation de l'inflammation de la matrice l'indique clairement.

Ces trois conféquences me paroiffent prouvées & devoir être adoptées comme principes.

Les deux dernières m'ont encore été confirmées par le fait suivant, qui se passoit à Mézière, précisément dans le tems même que mon opération étoit terminée, & que la femme *Dufaï* touchoit à sa guérison parfaite.

M. *Chabrol*, Chirurgien-Major des Ingénieurs, à Mézière, y pratiqua l'Opération Céfarienne, le 31 Août 1778, à une Dame d'une très-petite taille, âgée de vingt-neuf ans. Le travail de l'accouchement se disposa par l'écoulement des eaux ; l'enfant présentoit le coude, & avoit été ondoyé sur cette partie ; les contractions violentes occasionnèrent le décollement du placenta ; la perte de sang donnoit de l'inquiétude, l'enfant fut jugé mort, & son extraction instante, l'étroitesse du bassin ; & le gonflement des parties molles fatiguées & gonflées, ne permettoient aucunes intromissions : on se détermina à l'Opération Céfarienne, qui fut terminée très-heureusement. Ce qu'il y a de remarquable

dans ce traitement, c'est que les douleurs
vives & les vomissemens qui avoient ac-
compagné le travail & précédé l'opération, continuèrent encore pendant
plusieurs jours ; une diarrhée bilieuse
qui survint enfin, procura le calme
des parties précordiales, dont l'irritation
n'avoit paru que légèrement adoucie par
les lavemens, les linimens & par les
potions calmantes ; l'épiploon sortit à
travers l'angle supérieur de la plaie, & fut
attaqué d'inflammation.

M. *Chabrol*, qui attribuoit tous ces
désordres de l'économie animale, à l'inflammation causée par le seul travail de
l'enfantement, & non à celle qui étoit
la suite nécessaire de l'opération, atten-
dit la rémission de tous ces symptômes
pour diriger ses soins particuliers vers les
choses qu'il ne regardoit que comme ac-
cessoires.

Les accidens consécutifs se calmèrent
pendant que la suppuration s'établissoit,
& que les évacuations utérines avoient

lieu : preuve certaine que les accidens n'étoient occasionnés que par l'inflammation de la matrice.

Pour favoriser l'issue des excrétions & la cessation de l'engorgement de la matrice, & de suite son inflammation, loin de travailler à la réunion des plaies, il l'arrêtoit au contraire en passant une feuille de mirthe entre leurs lèvres. Ce ne fut, comme il le dit dans son Mémoire, qu'après que le dégorgement parut se faire manifestement & complettement du côté de l'orifice de la matrice, qu'il s'occupa de la réunion.

La plaie a été pansée relativement aux différens états qu'elle a parcouru ; & en un mois cette Dame a été en état de recevoir des visites. Le retour des menstrues a eu lieu à la révolution de la septième semaine, sans aucune incommodité ; la plaie n'a été entièrement cicatrisée qu'au bout de deux mois.

Cette cure vient donc à l'appui du procédé que j'ai indiqué pour la guérison,

& prouve évidemment & la caufe des accidens auxquels l'Opérateur doit s'attendre, & la route qu'il doit fuivre pour y remédier.

Il eft cependant, je dois le dire ici, une forte d'accidens qui échappent aux foins de l'Opérateur le plus attentif. Je veux parler de ceux qui doivent leur origine aux caufes morales ; j'en ai fait la trifte expérience.

Le 4 Avril 1779, j'ai opéré une femme de trois pieds & demi environ, & que j'avois jugée ne pouvoir être délivrée de fon enfant que par ce moyen ; l'incifion faite à la ligne Blanche a été prompte & très-heureufe ; l'enfant fut extrait vivant, & tout annonçoit la réuffite la plus flatteufe. Cependant elle eft morte le huit à deux heures du matin, après avoir éprouvé dans la journée du mercredi deux révolutions qu'il n'étoit pas poffible de prévoir. Elles ne regardoient en rien le phyfique de la malade ; mais le moral chez

elle fut affecté affez vivement pour occafionner fa mort.

En général, on fait jufqu'à quel point,
même dans les couches les plus heureufes, les femmes font fufceptibles de ces
fortes de révolutions, & combien elles
leur font funeftes ; à plus forte raifon
doit-on penfer qu'elles le font davantage
dans un accouchement terminé par une
telle opération.

Il faut écarter de la malade toutes les
occafions de ces accidens malheureux,
lorfqu'on peut les prévoir. Je ne fus averti
qu'après la révolution, & mes foins pour
y remédier furent inutiles.

J'en eus d'autant plus de chagrin, que
mes efpérances paroiffoient le mieux
fondées.

L'opération n'avoit pas été laborieufe,
& M. *Sabathier*, qui y avoit été préfent,
fut prié par moi de vouloir bien affifter
à l'ouverture du corps, afin d'examiner,
avec l'attention fcrupuleufe dont il eft
capable, & pour le bien de l'Art, fi dans

le phyſique on reconnoîtroit les cauſes d'une fin auſſi imprévue.

La plaie entr'ouverte montroit, comme cela doit ſe trouver après la mort, les inteſtins extrêmement dilatés par l'air ; il y avoit un peu d'humeur épaiſſe & noire au-devant de la matrice, & une plus grande quantité entre ce viſcère & le rectum, mais elle étoit moins noire & plus liquide ; il a paru que c'étoit la matière des premières lochies ſanguinolentes.

La plaie de la matrice étoit, à la partie moyenne inférieure de ce viſcère, dans la direction de celle des parois du ventre, dont l'inciſion ſe terminoit inférieurement à deux pouces des pubis, de ſorte qu'on ne voyoit que l'angle ſupérieur de la plaie de la matrice ; nulle partie inteſtinale ni épiploïque ne répondoit à cette plaie.

Dans cette opération, à raiſon de la mauvaiſe conformation du Sujet, je n'ai pu diriger mes inciſions comme je l'aurois souhaité, celle des tégumens étoit trop haute, & celle de la matrice trop baffe.

Je ne crois pas cependant que cette pofition eût pu nuire à la cure ; mais il eft, je le répète, plus avantageux de faire l'incifion des tégumens le plus bas poffible, & celle de la matrice le plus haut, afin qu'elle corréfponde toujours avec celle des tégumens dans fa diminution.

Elle étoit un peu entr'ouverte, ce qui lui donnoit une forme approchante d'un ovale, dont le grand diamètre étoit de deux pouces neuf lignes, & le petit d'un grand pouce.

La plus grande longueur de la matrice étoit de fept pouces, & fa plus grande largeur de quatre ; elle avoit deux pouces quatre lignes d'épaiffeur ; la diftance de l'angle fupérieur de la plaie de la matrice à fon fond, étoit de trois pouces moins un quart ; & celle de l'angle inférieur de cette plaie au col, de deux pouces.

On voit par ces dimenfions quelle a

été la contraction des fibres de la matrice
pour diminuer fon étendue après l'extraction des corps qui la dilatoient ; mais
comme la membrane extérieure qui lui
vient du péritoine, n'a pas la même con-
tractilité que les fibres organiques qui
conftituent proprement ce vifcère, cette
membrane externe a paru avoir fouffert
une plus grande incifion que le corps de
la matrice ; car la divifion extérieure
excédoit d'un pouce par en-haut l'inté-
rieure, tandis qu'à la partie inférieure
elles étoient parallèles.

Cette femme a allaité fon enfant pendant les quatre jours qu'elle a furvécu, &
l'examen des mamelles nous a montré
qu'elles étoient pleines de lait.

Après avoir enlevé les parties molles,
on s'eft affuré que l'intervalle de la faillie
du facrum à celle des os pubis, étoit de
deux pouces trois lignes & demie, & le
diamètre tranfverfal de quatre pouces &
demi : les parties latérales du baffin d'éga-
les capacités.

L'épine vers la troisième lombaire se
déjetoit du côté gauche, & gênoit sin-
gulièrement la cavité iliaque ; de sorte que
pendant toute la grossesse, la matrice fut
totalement portée à droite.

Tout considéré, on n'a découvert aucune cause physique de mort, si ce n'est
peut-être un trop grand calme, & l'ap-
parition des symptômes qui accompagnent
la formation du pus, & précèdent le
dégorgement des parties ; ce que l'action
vitale accélérée doit & peut seule opérer:
l'Art n'est pas responsable des fautes de
la nature.

De l'usage du forceps, la tête étant au détroit supérieur du bassin.

De ce qu'on vient de lire sur l'Opération Césarienne, en faut-il conclure
qu'on doit y avoir recours toutes les fois
qu'il se trouvera quelque obstacle à l'accouchement naturel ? Non sans doute,
je crois l'avoir dit, & ne saurois trop le
répéter, c'est un moyen extrême qu'il ne

faut prendre que dans le cas d'une abſolue néceſſité ; il faut s'être bien aſſuré que l'accouchement par les voies naturelles, eſt phyſiquement impoſſible, à raiſon des vices de conformation du baſſin.

Et, qu'on ne s'y trompe pas, je n'entends pas par vices de conformation, ceux qui peuvent encore laiſſer à l'Art les moyens de ſurmonter les obſtacles qu'ils préſentent. Il en eſt beaucoup de cette eſpèce qu'un Chirurgien inſtruit fait reconnoître, & pour leſquels il fait uſage de procédés plus doux & moins effrayans.

Je crois qu'il eſt néceſſaire de répéter ce que j'enſeigne publiquement depuis pluſieurs années, & de donner l'extrait des Mémoires que j'ai préſentés en différens tems à l'Académie, * ſur l'uſage du forceps, lorſque la tête de l'enfant eſt au détroit ſupérieur, ſoit dans l'accouchement naturel, ſoit dans l'accouchement contre nature.

Cette poſition eſt celle qui eſt le

---

* En 1767, en 1771 & 1773 : on trouvera ces détails plus au long dans la ſeconde édition de mon Traité d'Accouchemens, qui eſt ſous preſſe.

plus faite pour tromper l'Opérateur , &
lui donnera à croire que l'enfant ne
pourra franchir le baſſin ; cependant à
l'aide du forceps on parvient, dans certains
cas , & très-ſouvent, comme je vais le
dire , à délivrer la mère.

Comme je ne ſuis parvenu à me fixer
ſur ce procédé qu'après une longue ſuite
de réflexions & de travaux, il me ſemble
utile de rappeler en peu de mots ce qui
m'a conduit à cette découverte ; & c'eſt
ici qu'il faut en parler, puiſqu'il eſt queſ-
tion de donner l'exemple & les moyens
d'éviter l'Opération Céſarienne.

Lorſqu'on fait l'extraction d'un enfant
par les pieds , il perd ſouvent la vie, à
moins que ce ne ſoit pas d'un premier
enfant que la femme accouche, ou que le
baſſin ſoit bien proportionné au volume
de la tête.

J'ai cherché les cauſes de cet accident, &
j'ai reconnu que la célérité & la force qu'on
employoit étoient les principales ; que la
baſe du crâne ne ſe prêtoit pas comme

le vertex, & que les efforts agiffant trop violemment fur l'enfant, devoient nécef-fairement le faire périr.

Je réfléchiffois fur les moyens d'éviter ces inconvéniens, lorfqu'il y a quinze ans environ, M. *Barbaut*, Profeffeur célèbre, propofa, dans fes Leçons, de fe fervir du forceps pour extraire la tête reftée feule dans la matrice, & dit de fuite qu'avec le forceps on pourroit prévenir cet accident fâcheux.

Il faut lire ce que ce Praticien célèbre dit dans fon Traité des Accouchemens, imprimé en 1774, tom. 2, pag. 62, art. 13, *des cas où l'on doit fe fervir des inftrumens.*

Les apperçus des grands Maîtres font quelquefois la fource des plus heureufes idées.

L'obfervation de M. Barbaut me frappa; je la méditai; j'effayai fur le fantôme fi elle pouvoit fe réalifer, & je trouvai que le procédé pouvoit réuffir; je me promis donc de le mettre en ufage lorfque l'occafion se préfenteroit : elle ne se fit pas attendre long-tems.

La femme d'un Potier de terre, rue Saint-Victor, étoit en travail de son premier enfant depuis deux jours. Madame *Ducros*, Maîtresse Sage-Femme, étoit auprès d'elle ; elle se détermina, voyant la longueur du travail, à m'envoyer chercher ; je fis l'extraction de l'enfant avec le forceps : il étoit vivant, mais de petit volume ; & l'examen que je fis, m'assura que la difficulté du travail venoit de la mauvaise conformation du bassin de cette femme ; & que si elle avoit des enfans plus volumineux, elle n'accoucheroit que très-difficilement : mon jugement se vérifia bientôt.

Au deuxième & troisième enfant, la Sage-Femme s'appercevant de la difficulté que la tête avoit à descendre, & voulant, selon toute apparence, abréger le travail, prit le parti d'aller chercher les pieds. Le premier enfant vint mort ; au second, il lui fut impossible, malgré ses efforts, de

faire franchir la tête ; craignant sa sépara-
tion, elle me fit appeler.

Ce fut alors, & pour la première fois,
que je fis l'application du procédé que
j'avois imaginé. Il me réussit ; & à l'aide
du forceps, la femme fut délivrée : il est
inutile de dire que l'enfant étoit mort.

Je fus appelé seul au quatrième ; l'enfant présentoit le siége : je fis l'extraction par les pieds ; mais à l'aide de mon
procédé, avec le forceps, je facilitai si
heureusement la sortie de la tête, que
j'eus la satisfaction d'avoir l'enfant vivant.

Au cinquième enfin, nouveau travail,
la tête se présentoit la première, & ne
pouvoit franchir le détroit supérieur ; je
fis l'extraction d'un enfant vivant. Je dé-
taillerai plus bas & plus au long cette
observation.

Cette femme, ainsi que ses enfans,
à l'instant où j'écris, existent encore : elle
est de petite stature, bien faite en apparence, le détroit inférieur très-bien
conformé,

conformé ; mais la faillie fupérieure du facrum, trop confidérable, diminue fenfiblement le diamètre antéro - poftérieur du détroit fupérieur.

C'eft un vice de conformation bien marqué, qui cependant n'a pas exigé l'Opération Céfarienne, & où le forceps a fuffi pour débarraffer la mère.

Mais il eft une manière de fe fervir de cet inftrument, foit que le corps ait été le premier extrait, foit que la tête fe préfente la première. J'ai donné dans mon Traité d'Accouchemens, pag. 252, parag. 768, le moyen qu'il faut employer dans le premier cas. C'eft ainfi que je m'exprime :

« Toutes tentatives inutiles, on em-
» ploie le forceps : voici le moyen de
» s'en fervir. L'on fait lever le corps de
» l'enfant & les bras par un Aide ; on
» introduit l'inftrument par-deffous. Il y
» a à la vérité plus de difficulté que dans
» l'enclavement de la tête ; mais en fai-
» fant vaciller la branche qu'on intro-

F

» duit, & se conduisant avec beaucoup
» d'attention & de douceur, on en vient
» à bout. La tête saisie par l'instrument,
» il ne faut pas relever les branches ex-
» térieures comme dans l'enclavement ;
» il faut, avant de les fixer, les porter du
» côté de la fourchette pour mieux saisir
» la tête ; ensuite on serre les branches,
» on abaisse le corps de l'enfant le long
» de l'instrument, & l'on fait l'extraction
» de la tête en tirant à soi par différens
» mouvemens. »

Lorsque j'ai dit que, dans ce cas, on
pouvoit se servir du forceps pour débarrasser la tête, je n'ai pas entendu qu'il
fallût l'employer toujours. En général,
la précipitation est toujours à craindre,
& l'enfant ne périt souvent que parce
qu'on veut débarrasser trop promptement
la mère.

Une observation décisive m'a appris
que, non - seulement on pouvoit éviter
l'application de l'instrument, mais encore
qu'il ne s'agissoit, dans certains cas, que

de laisser à la nature le tems de terminer son ouvrage.

Je fus mandé à Sève, pour secourir une femme en travail. A mon arrivée, je trouvai le corps extrait jusqu'aux épaules. Mais la Sage-Femme & trois Chirurgiens n'ayant pu réussir, dans la crainte des suites, on m'avoit envoyé chercher. J'examinai cette femme, & fus surpris de trouver la base de la tête de l'enfant engagée totalement dans le détroit supérieur: au moindre effort que je fis, l'enfant fut extrait en entier.

Je ne connus pas d'abord la raison de cette facilité, sur - tout après le compte qu'on me rendit des efforts qui avoient été employés pendant quatre heures avant mon arrivée.

En y réfléchissant, & en pensant à l'intervalle de quatre heures depuis la cessation des premières tentatives jusqu'aux miennes, il me parut évident que la nature abandonnée à elle-même, avoit tout fait par les seules contractions de la

matrice, dont les efforts font lents , mais
souvent plus efficaces que les forces & les
ressources de l'Art.

Auffi je me déterminai dès ce moment
à laisser agir la nature dans l'accouchement par les pieds , soit dans le cas où
ces parties se font présentées les premières , soit que j'aie été obligé de les
aller chercher ; & voici comme alors je
me conduis.

Les pieds hors la vulve , je laisse la
femme tranquille , les contractions de la
matrice agissent, & l'enfant descend par
gradation ; j'examine sa position quand
le siége va pour s'engager à la vulve ; si
elle n'est pas bonne, je la rectifie sans
faire d'efforts ; ensuite je laisse l'enfant
s'avancer infensiblement jusqu'aux épaules ; alors je dégage les bras. Le travail
à ce point , je foutiens le corps de l'enfant, ou fais tenir la femme couchée,
l'enfant pofant de fa longueur fur le ma-
telas.

Dans cette position , la matrice fe con-

(85)

tracte, la femme éprouve des douleurs, la tête de l'enfant s'engage plus ou moins promptement; mais elle se place beaucoup mieux, vu la forme du bassin, que l'Art ne le pourroit faire; j'ai soin de m'assurer exactement de l'effet des contractions; & dès que je m'apperçois que la base du crâne est engagée dans le détroit supérieur, j'aide à la nature; l'effort le plus léger suffit souvent pour terminer le travail, & fréquemment j'ai vu la tête totalement descendue dans la cavité du bassin, & sur le point de franchir la vulve en fort peu de tems.

C'est ainsi que l'expérience m'a fait connoître ce qu'en ce cas la nature seule pouvoit faire; comment les contractions de la matrice terminoient heureusement un travail où les tentatives & les efforts de l'Art étoient inutiles & meurtriers.

On en conclura, comme je le fais, qu'en général il faut n'employer cette dernière voie que lorsqu'on s'est bien assuré

de l'impuissance de la nature, & il est facile de la reconnoître.

Par exemple, dans le cas de convulsions, d'inflammation, lorsque la femme
est exténuée par un travail long, que la
matrice est sans ressort, il seroit impru-
dent de ne pas recourir à l'Art : il faut
terminer promptement le travail par l'application du forceps, si l'on veut avoir l'enfant vivant, & si la tête fait trop de résis-
tance.

Tout ce que je viens de dire est relatif
au cas où il s'agit d'extraire l'enfant dont
le corps est sorti, & dont il faut débarrasser la tête. Il me reste à parler de
l'usage du forceps lorsque la tête se pré-
sente la première, & est arrêtée au détroit
supérieur du bassin.

Ce dernier cas ne s'est présenté à moi
que postérieurement à l'autre ; mais le
premier m'y avoit pour ainsi dire pré-
paré ; mes réflexions s'y portèrent naturellement, & me firent prévoir le second.
Je cherchai donc à me prémunir d'avance

contre l'événement, & à me faire un procédé dans le cas où je trouverois la tête arrêtée au détroit supérieur.

Je ne puis trop dire ce que je dois en général à cette habitude où je suis, de réfléchir fur les différens travaux, & leur analogie; la théorie & la pratique ne doivent jamais être féparées. Les lumières que l'on tire de la théorie, conduifent à une pratique réfléchie, qui fait naître chez l'Opérateur des idées nouvelles & prefque toujours heureufes.

Quoi qu'il en foit, j'arrive à l'efpèce d'accouchement dont je veux parler.

Je dois d'abord dire que le forceps n'avoit jamais été employé lorfque la tête étoit reftée au-deffus du détroit fupérieur.

M. *Levret*, à qui nous devons la correction de cet inftrument, n'en admet l'ufage que lorfque la tête eft dans le petit baffin. Ce Praticien recommandable, étoit même perfuadé que le forceps ne pouvoit avoir d'autre utilité. Il fe défend dans une Lettre qu'on trouve au Tome

F iv

où il parle des accouchemens laborieux, d'avoir conseillé l'usage de cet instrument lorsque l'enfant est encore renfermé dans la matrice.

Il faut dire ici qu'effectivement avec son forceps, tel qu'il l'a donné, il ne lui auroit pas été possible de pouvoir s'en servir, il est trop court & pas assez courbe.

C'est ce qui m'a déterminé, il y a douze ans, d'en faire faire un beaucoup plus long; *je suivis en cela le conseil de Smellie, Tom. I, pag.* 273, plus courbe vers les extrémités; j'ai de plus changé la jonction adaptée par M. *Levret.* Mais j'ai regardé cette correction comme si peu de chose, que je ne m'en suis pas fait un mérite. Je me suis contenté de l'annoncer dans mes Cours, & de désigner le Coutelier à qui j'avois donné mon modèle, sur lequel il les fabriquoit tous *.

____

* C'est actuellement chez M. Lhermite, sur le Pont Notre-Dame.

C'eſt de cet inſtrument ainſi rectifié, que je me ſers dans toutes les opérations où je ſuis forcé d'en faire l'application.

Quant à celle dont il s'agit dans *Smellie, Tom. I,* on lit qu'on peut ſe ſervir du forceps lorſque la tête eſt au détroit ſupérieur. Il eſt vrai que cet Auteur en craignoit en même-tems l'uſage, puiſqu'il s'explique ainſi, *Tom. I, pag.* 271.

« Pour ne pas laiſſer les jeunes Prati-
» ciens expoſés à de ſi fâcheux haſards,
» & pour ne pas m'expoſer moi-même
» à la tentation d'employer plus de force
» qu'il ne faut, je me ſuis toujours ſervi
» & j'ai toujours recommandé des forceps
» dont les manches fuſſent ſi courts qu'il
» n'y eût pas moyen de faire aſſez de vio-
» lence pour mettre la vie de la femme en
» danger, &c. »

Il faut lire avec attention tout ce que cet Auteur dit, *Tom. I, pag.* 259, *Sect. II, des filets & des forceps, juſqu'à la pag.* 304.

Dans le *Tom. III* du même Auteur, on trouve quelques obſervations qui ne ſont pas toutes également utiles, mais qui annoncent au moins la possibilité de la tentative.

On lit aussi dans le Traducteur des Accouchemens de *Ræderer, pag.* 243, cette phrase remarquable :

« Comme on saisit plus aisément la
» tête de l'enfant lorsqu'elle est à l'ou-
» verture inférieure que lorsqu'elle se
» trouve à la supérieure, l'Accoucheur
» doit tâcher de l'y faire descendre, si
» toutefois la nature de l'accouchement
» le permet, autrement il doit travailler
» à la débarrasser de l'ouverture supé-
» rieure avec les instrumens lorsque l'ori-
» fice de la matrice est entièrement ou-
» vert. »

Depuis, j'ai trouvé dans le Recueil du même *Ræderer, imprimé à Gottingue, en* 1763, *pag.* 206, une observation très-bien détaillée, qui a pour titre :

Forcipe caput ex superiore pelvis aperturâ solutum ; mais je ne la connoissois pas encore lors de mon premier essai.

Néanmoins j'avois, comme je l'ai dit, médité sur la possibilité de l'opération ; & des passages des Auteurs, combinés avec mes réflexions, je me croyois assuré de la réussite, lorsque le fait suivant acheva de me confirmer dans mes idées.

Je fus mandé rue de l'Arbalête, Faux-bourg Saint-Marceau, auprès d'une jeune Dame en travail de son premier enfant, & tourmentée de convulsions depuis six heures. Persuadé comme je le suis, que dans ce cas, le moyen le plus sûr pour sauver la mère & l'enfant & faire cesser les convulsions, est de débarrasser la malade, j'examinai en quel état étoit l'orifice de la matrice, & quelle partie l'enfant présentoit ; le cercle de l'orifice étoit dilaté, & la tête qui se présentoit étoit arrêtée au détroit supérieur, quoique le bassin me parût bien conformé, & qu'elle fût située avantageusement pour son engagement ; il étoit alors onze heures du matin.

M. *Gérard*, Chirurgien de la malade, étoit auprès d'elle depuis minuit, & l'avoit déjà faignée deux fois du bras ; je fis faire une faignée du pied, non pas tant pour faire ceffer les convulfions que pour dégager les parties inférieures : ces convulfions continuant, & certain que l'état fâcheux de cette Dame dépendoit de la préfence de l'enfant, je réfolus de tenter tous les moyens poffibles pour la débarraffer.

L'idée qui fe préfenta naturellement à mon efprit, fut de retourner l'enfant; mais la féchereffe des parties, la contraction exacte de la matrice fur le corps de l'enfant, parce qu'il y avoit long-tems que les eaux étoient écoulées, tout me fit appréhender, non-feulement de ne pas réuffir, mais encore d'augmenter les convulfions par l'irritation nouvelle que j'occafionnerois. Je pris donc le parti de me fervir du forceps, d'après ce que j'avois lu dans *Smellie*.

J'examinai de nouveau la pofition de la

tête ; je reconnus qu'elle étoit bonne, c'est-à-dire, opposant son grand diamètre au grand diamètre du bassin. J'introduisis mon forceps à la manière accoutumée ; je fermai difficilement l'instrument, quoiqu'il fût introduit autant qu'il étoit nécessaire ; mais je sentis qu'il embrassoit la tête, & qu'elle ne m'échapperoit pas ; je fis les mouvemens d'extraction nécessaires, & je parvins en très-peu de tems à la faire descendre dans la cavité du bassin ; mais il ne me fut pas possible de l'engager dans le détroit inférieur. Comme c'étoit la première fois que je me servois du forceps dans cette position, je ne voulus rien forcer, je désemparai l'instrument, & fus examiner de nouveau la position de la tête ; je la trouvai dans le petit bassin, la face tournée latéralement & très-à l'aise dans cette cavité. Je la plaçai dans une situation diagonale, & balançai quelque tems si j'abandonnerois la sortie à la nature ; mais les convulsions continuant, & les contractions de

la matrice n'ayant pas lieu, je me déterminai à introduire une seconde fois le
forceps; je le plaçai diagonalement, afin
qu'il pût s'adapter le long des parties latérales de la tête, je la saisis; & en faisant
l'extraction, j'eus soin de détourner un
peu l'inftrument pour placer la face en
deffous : avec ces précautions, la tête
vint fort facilement; l'enfant étoit vivant,
& vit encore : la mère délivrée, les convulfions s'éloignèrent par intervalle, &
cefsèrent bientôt entièrement ; & les fuites de couches fe pafsèrent très-bien.

Ce fait, que je fuivis avec beaucoup d'attention, fut pour moi une fource de lumières & de connoiffances qui m'ont conduit depuis à de nouvelles épreuves, &
dans des cas plus difficiles.

Cette Dame étoit bien conformée, &
les convulfions feules me déterminèrent
à me fervir du forceps ; mais la termi-
naifon heureufe de ce travail m'a facilité
la même opération dans des Sujets mal
conformés.

(95)

Voici donc quel fut le réſultat de mes obſervations.

1°. Je reconnus que lorſque la tête ſe préſentoit dans ſa bonne poſition, c'eſt-à-dire, de côté ou diagonalement, il falloit néceſſairement déſemparer le forceps dès qu'elle étoit deſcendue dans la cavité du baſſin.

2°. Qu'il falloit au forceps une courbure telle que je l'avois fait faire pour pouvoir paſſer ſous les pubis, & s'adapter ſur la tête de façon à ne pas quitter priſe.

3°. Qu'il falloit néceſſairement connoître de quel côté étoit la face, afin de faire pénétrer plus avant la branche qu'on adapte ſur le cinciput : c'eſt ce qui fait dire à *Smellie*, *qu'il faudroit avoir un forceps dont une branche fût concave & l'autre droite.*

La tête, dans ce cas, ſe préſente preſque toujours dans la poſition la plus favorable, c'eſt-à-dire, oppoſant ſon petit diamètre au petit diamètre du baſſin ; le forceps ne peut donc pas être adapté comme dans les cas ordinaires ; la façon de l'introduire est bien la même ; mais il faut avoir l'attention de placer une branche sous les pubis, & l'autre plus près du sacrum. Cette dernière s'y place fort aisément ; la plus difficile est celle qui regarde le pubis : on doit en sentir la raison ; aussi ai-je toujours conseillé de désemparer l'instrument quand la tête est descendue dans la cavité du bassin ; si on ne prenoit pas cette précaution, on feroit très-difficilement franchir à la tête le détroit inférieur, & elle ne le feroit qu'à l'aide de la rupture complette de la fourchette & du périnée.

Je vais plus loin, c'est que je puis assurer que je n'ai jamais embrassé complettement la tête, sur-tout avec la branche qui regarde la face ; & c'est peut-être un avantage, parce que la tête n'étant pas prise dans sa totalité, cède plus facilement, & s'allonge plus aisément.

4°. Qu'il

4°. Qu'il falloit diriger les premiers
efforts du côté de la fourchette, afin de
suivre la direction du bassin, & le même
chemin que la tête qui se porte dans ce
tems de devant en arrière pour tomber
dans la cavité du sacrum.

L'expérience n'a fait depuis que me dé-
montrer de plus en plus la justesse de ces
principes.

Elle m'a de plus appris aussi qu'il étoit
important de terminer le travail le plus
promptement possible pour éviter le gonflement du cuir chevelu; accident qui,
porté à un certain degré, rend impossible
l'application du forceps. Je ne rapporterai
ici que deux faits de pratique.

La femme dont j'ai déja parlé dans la
première observation, étoit à son cinquième enfant. On se rappelle que j'avois
été appelé pour terminer le travail des
quatre premiers confié à une Sage-Femme;
que par mes soins deux de ces enfans
avoient vécu; mais que les deux autres
étoient morts des efforts que la Sage-

G

Femme avoit employés pour terminer l'opération. A celui-ci, elle m'envoya chercher dès le commencement du travail.

Je favois que le vice dépendoit de la faillie trop confidérable de l'os facrum ; je laiffai la femme tranquille; les contractions étoient bonnes, les douleurs qu'elles procuroient étoient expulfives, la dilatation du cercle fe faifoit d'une manière marquée, la poche des eaux fe rempliffoit, & perça à l'inftant favorable. Les eaux écoulées, la tête s'adapta au détroit fupérieur. J'examinai fi elle étoit en bonne fituation ; ayant reconnu que tout étoit autant bien qu'on pouvoit le defirer, je laiffai la femme, fans la toucher, depuis onze heures du foir jufqu'au lendemain fix heures du matin. J'examinai alors avec attention ce qui s'étoit paffé pendant ce tems, & je vis que, malgré les contractions de la matrice qui avoient été des plus fortes, la tête étoit reftée à fa première place, ferrée entre le pubis & la faillie de l'os facrum; qu'il fe formoit fur

le cuir chevelu un gonflement sanguin
qui masquoit les os du crâne. Je me déterminai à me servir sur le champ du forceps ; j'eus la satisfaction de voir réussir
mon opération, en désemparant le forceps dès que la tête fut dans la cavité du
bassin : j'appliquai une seconde fois, avec
les précautions nécessaires, pour lui faire
franchir le détroit inférieur.

Je réitérai la même opération quelques
années après sur la même femme, & j'ai
encore eu un plein succès ; l'opération
même a été moins difficile : cette différence dans ses deux travaux est venue à
raison du tems que la tête étoit restée la
première fois au détroit supérieur, ce
qui avoit donné lieu à une tumeur san-
guine. C'étoit une faute sur laquelle je
n'ai été éclairé que depuis par un fait que
je citerai.

Il est difficile de tout prévoir au premier
coup-d'œil ; ce n'est qu'à force de tems,
d'étude & d'expériences qu'on parvient à
s'éclairer sur ses procédés nouveaux.

G ij

Autre obſervation,

Je fus mandé rue de l'Ourſine, chez Madame Lapipe, Jardinière - Fleuriſte. M. *Godfroy*, notre Confrère, & une Sage-Femme, étoient auprès d'elle; la tête ne pouvoit pas franchir le détroit ſupérieur; il y avoit trois jours que cette femme étoit dans cet état. J'appliquai le forceps, & je tirai l'enfant; c'étoit ſon premier.

Au ſecond, j'employai les mêmes moyens avec le même ſuccès. A ſon troiſième, je n'étois point à Paris au moment du travail, qui fut commencé ſans moi. La perſonne qui s'en chargea, voyant que la tête n'avançoit pas, eſſaya vainement de retourner l'enfant. A mon arrivée, je m'y tranſportai; mais la malade étoit dans un état ſi cruel, par les efforts qu'on avoit faits, que je ne pus ſauver ni la mère ni l'enfant.

Je ne puis m'empêcher de croire que ſi j'avois ſeul opéré, l'application du forceps auroit eu le même succès qu'à ses deux premiers enfans.

Enfin, un fait de pratique que j'ai promis, m'a prouvé qu'il ne faut pas attendre trop long-tems pour appliquer le forceps dans ce cas, parce que la tumeur qui se forme sous le cuir chevelu, lorsqu'elle est considérable, est un obstacle à l'application de l'instrument.

Une Cuisinière, vis-à-vis le portail de S. Sulpice, âgée d'environ trente-deux ans, d'une texture ferme, grande, extrêmement grasse, enceinte pour la première fois, resta dans les douleurs de l'enfantement depuis le mercredi 24 Avril 1771 jusqu'au lundi 29. Les eaux s'écoulèrent le vendredi ; la personne qui étoit auprès d'elle sentant la tête s'adapter au détroit supérieur, laissa la malade tranquille. Le samedi, étonnée du peu de progrès, elle demanda du conseil : un Accoucheur vint, qui, voyant que la tête se présentoit, dit qu'il n'y avoit rien à faire, & que l'ouvrage se termineroit seul. Il sur-

vint, à raifon de la compreffion , une
tumeur fanguine fi volumineufe fur la
tête de l'enfant, qu'elle rempliffoit exactement tout le vagin , & en impofa aux
affiftans pour l'avancement de la tête ; on
crut que le travail ne tarderoit pas à fe
terminer.

Enfin l'impatience , l'état de foibleffe
où fe trouvoit la malade , déterminèrent
les affiftans à m'appeler le lundi 29. J'examinai avec attention. Je fentis le vagin
rempli par le cuir chevelu ; & en por-
tant mon doigt plus avant, je reconnus
que la tête étoit encore au-deffus du détroit fupérieur ; alors je tentai l'application du forceps ; mais il me fut impoffi-
ble de le fixer. L'intromiffion fe faifoit
bien ; mais quand je voulois réunir mon
inftrument , les branches s'éloignoient &
rétrogadoient malgré moi.

J'attribuai avec raifon cette difficulté
au volume énorme de la tumeur fanguine ; de forte que fentant que je ne
réuffirois pas , & fachant que l'enfant

étoit mort, je pris le parti de fendre la tumeur ; il en fortit beaucoup de fang ; je fentis alors les os du crâne au-deſſus du détroit fupérieur ; j'adaptai le forceps, & l'enfant fut extrait.

La mère a éprouvé du côté des parties génitales, les accidens les plus terribles, fuite du gonflement. Cependant, panfée avec foin & intelligence par M. *Cocart*, elle a parfaitement guéri.

J'ajouterai que, l'enfant extrait, j'examinai le volume de la tumeur ; il étoit confidérable ; je trouvai que le cuir chevelu rapproché, la peau pouvoit recouvrir un efpace égal à celui de la tête.

Il réfulte évidemment de tous ces faits, que l'application du forceps, lorfque la tête eft arrêtée au détroit fupérieur du baſſin, eft un moyen dont l'utilité eft reconnue par l'expérience. Je puis attefter que par ce procédé j'ai fauvé la vie à un nombre infini d'enfans.

C'eft donc une reſſource offerte à l'Artifte dans un cas difficile, & qui ne

préſente rien d'effrayant & de péril-
leux.

Il ſeroit à ſouhaiter que l'Art en donnât toujours de pareilles. Mais, nous ne
pouvons le diſſimuler, quelquefois elle
eſt impuiſſante ; & cela dépendra alors
du volume de la tête, dans un baſſin
d'ailleurs mal conformé. Dans ce cas, il
faut avoir recours à l'Opération Céſarienne, c'eſt le ſeul moyen qui puiſſe
ſauver la vie de la mère & de l'enfant.

P. S. Cette Opération a été pratiquée le 5 du mois d'Août 1779, à l'Hôtel-
Dieu, par M. *Moreau.* Ce célèbre Praticien eſt convenu de tous les faits que
j'avance ; plus de facilité pour l'inciſion,
nul embarras de la part des inteſtins, qui
ne ſe ſont point préſentés à la plaie des
tégumens. Cette femme eſt au ſixième
jour de ſon opération ; elle eſt autant
bien qu'il eſt poſſible d'être : elle a éprouvé
des vomiſſemens, mais ſuite de ceux

qu'elle a eus pendant son travail, qui a duré trois jours. Ces vomissemens ont cessé le Dimanche 8 Août, troisième jour de son opération. La révolution laiteuse s'est faite comme dans l'état naturel. L'enfant qui fut extrait vivant, & qui vit encore, avoit la tête plus forte que les dimensions ordinaires.

Je ne puis décrire la suite de la maladie, la feuille étant sous presse.

F I N.

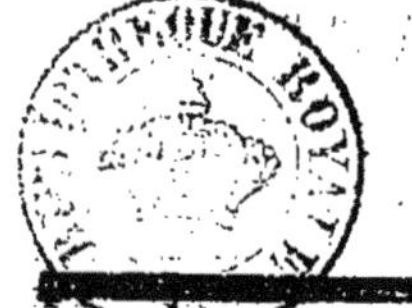

A P P R O B A T I O N.

J'ai lu par ordre de Monseigneur le Garde des Sceaux, un Manuscrit qui a pour titre : *Observations sur l'Opération Césarienne à la ligne Blanche, & sur l'usage du forceps, la tête de l'enfant étant au-dessus du détroit supérieur du bassin*; par M. Deleurye. Je crois qu'on peut en permettre l'impression. A Paris, le 21 Juillet 1779.

LOUIS, *Censeur-Royal.*

Louvre, un dans celle de notre très-cher & féal Chevalier, Chancelier
de France, le Sieur DE MAUPEOU, & un dans celle dudit sieur HUE
DE MIROMÉNIL : le tout à peine de nullité des Présentes ; du contenu
desquelles vous mandons & enjoignons de faire jouir ledit Exposant
& ses hoirs, pleinement & paisiblement, sans souffrir qu'il leur soit
fait aucun trouble ou empêchement. Voulons que la Copie des Présentes, qui sera imprimée tout au long, au commencement ou à la
fin dudit Ouvrage, soit tenue pour duement signifiée, & qu'aux copies
collationnées par l'un de nos amés & féaux Conseillers, Secrétaires,
foi soit ajoutée comme à l'original. Commandons au premier notre
Huissier ou Sergent sur ce requis, de faire, pour l'exécution d'icelles,
tous actes requis & nécessaires, sans demander autre permission, &
nonobstant clameur de Haro, Charte Normande, & Lettres à ce
contraires : CAR tel est notre plaisir. Donné à Paris le vingt-unième
jour de Septembre, l'an de grace mil sept cent soixante-dix-neuf, & de
notre règne le sixième.

    Par le Roi en son Conseil.

LE BEGUE.

*Registré sur le Registre XXI de la Chambre Royale & Syndicale des
Libraires & Imprimeurs de Paris, N° 1833, fol. 140, conformément
aux dispositions énoncées dans le présent Privilége, & à la charge de
remettre à ladite Chambre les huit Exemplaires prescrits par l'article
CVIII. du Réglement de 1723. A Paris, ce 24 Septembre 1779.*

A. M. LOTTIN l'aîné, Syndic.

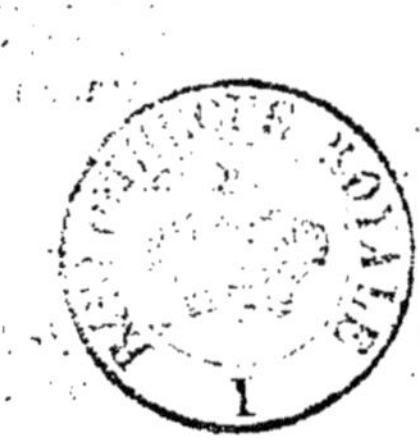